Johannes R. Fisslinger
Meta-gesund!

Johannes R. Fisslinger

Meta-gesund!

*So entschlüsseln Sie
die Botschaft Ihrer Krankheit
und werden gesund*

Mit Fragebogen
zur Selbstanalyse

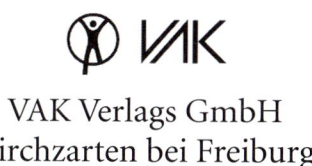

VAK Verlags GmbH
Kirchzarten bei Freiburg

Titel der amerikanischen Originalausgabe:
META-Health. Decoding your body's intelligence
© Johannes R. Fisslinger, 2013
Erschienen als E-Book (www.fisslinger.com)

META-Health ist zum Schutz als Wortmarke mit
Geltungsbereich in der Europäischen Union angemeldet.

Bibliografische Information der Deutschen Nationalbibliothek
Die Deutsche Nationalbibliothek verzeichnet diese Publikation
in der Deutschen Nationalbibliografie; detaillierte bibliografische Daten
sind im Internet über http://dnb.d-nb.de abrufbar.

VAK Verlags GmbH
Eschbachstr. 5
79199 Kirchzarten
Deutschland
www.vakverlag.de

© VAK Verlags GmbH, Kirchzarten bei Freiburg 2013
Abbildungen: Johannes R. Fisslinger
Übersetzung: Beate Brandt
Lektorat: Norbert Gehlen
Cover: Kathrin Steigerwald, Hamburg
Layout: Karl-Heinz Mundinger, VAK
Satz: Goar Engeländer (www.dametec.de)
Druck: MediaPrint GmbH, Paderborn
Printed in Germany
ISBN 978-3-86731-137-3 (Paperback)
ISBN 978-3-95484-137-0 (ePub)
ISBN 978-3-95484-138-7 (Kindle)
ISBN 978-3-95484-139-4 (PDF)

Inhalt

Vorwort	9
Einführung	13
Was ist META-Health?	13
Was denken Sie zum Thema Gesundheit?	16
Kapitel 1: Die Intelligenz des Körpers	23
Symptome haben eine Bedeutung	27
Die „META-Sichtweise" von Heilung	30
Unsere Körper-Geist-Ganzheit – ein energetisches Universum	37
Kapitel 2: Die fünf zentralen Punkte und Phasen des Heilungszyklus	47
Gesundheit hat Prozesscharakter	47
Der Zyklus von Erkrankung und Heilung	52
1. Der Stressauslöser	53
2. Die Stressphase	55
3. Der Regenerationsauslöser	58
4. Die Regenerationsphase	60
5. Die Genesung	63
Kapitel 3: Zusammenhänge zwischen Organen, Stress, Emotionen und Überzeugungen	65
Organe haben Symptome	65
Emotionen und Stressauslöser	75
Die Verbindung zwischen Organen, Stress und Emotionen	83
Welche Körperseite ist dominant?	86
Überzeugungen und Werte	89
Kapitel 4: Die META-Health-Analyse	99
Fragebogen zur Selbstanalyse	100
Die Zuordnung von Organen und Emotionen	103
Tabelle der Organe und Emotionen	107

Kapitel 5: Fallbeispiele aus der Arbeit mit META-Health 123
Bevor Sie dieses Kapitel lesen 123
Der Aufbau der Fallbeispiele 124
Die Fallbeispiele – geordnet nach den betroffenen Organen ... 126

Kapitel 6: Der META-Health-Test 157
Die 12 Fragen 159
Die Auswertung 161

Kapitel 7: META-Health-Selbsthilfe-Empfehlungen 163
Entscheiden Sie sich für eine gesunde Lebensweise! 165
Das META-Health-Fitnessprogramm 167
META-Health Fit – der Organscan 168
META-Health Fit – die Organatmung 169
META-Health-Events 171

Anhang 172
Danksagung 172
Literaturverzeichnis 173
Über den Autor 174

Hinweis des Verlags
Dieses Buch dient der Information über eine neue Methode zur Förderung der Gesundheit. Wer sie anwendet, tut dies in eigener Verantwortung. Autor und Verlag beabsichtigen nicht, Diagnosen zu stellen oder Therapieempfehlungen zu geben. Die Informationen in diesem Buch sind nicht als Ersatz für professionelle therapeutische Hilfe bei gesundheitlichen oder psychischen Problemen zu verstehen.

Gewidmet
meiner wunderschönen und liebevollen Frau Yuan
und meinen Kindern Alessandro und Victoria

Vorwort

META-Health steht für eine neue Idee von Gesundheit. Diese Methode wird Ihnen helfen, Ihre Beschwerden und Symptome besser zu verstehen und auch zu erkennen, welche Stressauslöser, einschränkenden Gefühle und Überzeugungen mit Ihrer Erkrankung verbunden sind, sodass Sie sich diese bewusst machen und gezielte Maßnahmen zur Selbstheilung ergreifen können.

Sie können die Grundprinzipien und Verfahren von META-Health problemlos in Ihr tägliches Leben integrieren und das erreichen, was Sie sich wirklich wünschen – Gesundheit auf körperlicher, geistiger und sozialer Ebene.

Worauf meine Leidenschaft für META-Health sich gründet

Ich bin davon überzeugt, dass META-Health Ihnen dabei helfen wird, gesünder, glücklicher und bewusster zu leben, weil ich die Wirkungsweise immer wieder an mir selbst erlebt habe. META-Health gab mir die notwendigen Antworten und leitete mich an, mich selbst zu heilen und in meiner Persönlichkeit zu wachsen.

Es war so, als ginge mir ein Licht auf – plötzlich verstand ich, was die Symptome mir sagen wollten, warum Körper und Geist auf eine bestimmte Art und Weise reagierten, wie der Stressauslöser und die begleitenden Emotionen aussahen und welche Überzeugungen und Assoziationen in meinem Kopf (in meinem Verstand) für meine Reaktion verantwortlich waren.

> Unser Gesamtsystem aus Körper und Geist ist ein äußerst weiser Organismus und in dem Moment, wenn wir den intelligenten (oder, wenn Sie so wollen: den göttlichen) Sinn und Zweck hinter allem Geschehen entdecken und bereit sind, die tiefere Bedeutung anzunehmen, ist alles möglich.

Der Prozess der Gesundung mit Meta-Health ist eine persönliche Erfahrung, etwas in Ihrem Inneren, das Ihnen niemand nehmen kann: ein tiefes Verständnis für die körpereigene Intelligenz, gepaart mit Vertrauen, aus dem heraus Sie sich für die Bedeutung Ihrer Symptome öffnen und auf diese Weise der Heilung den Weg bereiten.

Mein persönliches *Schlüsselerlebnis* war dieses: Als ich 18 Jahre alt war, entzündeten sich meine Augenlider und waren ständig gerötet. Meine Augen waren trocken und brannten wie Feuer. Zwei bis drei Jahre lang klapperte ich alle möglichen Spezialisten ab – von Augenärzten (Medizin) über Heilpraktiker (Naturheilmittel) bis hin zu einem geistigen Heiler (Energie). Nichts schien zu helfen.

Wundersamerweise verschwanden die Symptome, nachdem ich ein paar Monate in Indien gewesen war und an mir und meinem persönlichen Wachstum gearbeitet hatte. Erst 20 Jahre später verstand ich, warum meine Augen diese Symptome entwickelt hatten und warum der Zustand chronisch wurde. META-Health lieferte mir die Antwort. Endlich konnte ich die Verbindung herstellen zwischen meinem inneren Stress (weil ich das Gefühl hatte, dass ich zu wenig Zeit hätte, um meine Familie und meine Freunde zu treffen) und meinen Augensymptomen.

Vor etwa 10 Jahren traten bei mir starke Schmerzen im Rücken auf, die mich einige Jahre lang begleiteten. Ich konnte weder Tennis spielen noch andere Sportarten ausüben und manchmal fiel mir sogar das Gehen schwer. Die Schmerzen waren so stark, dass ich das Schlimmste befürchtete.

Entschlüsseln Sie die Intelligenz Ihres Körpers und „meta-heilen" Sie sich selbst!

Nachdem ich die Belastung und die Emotionen verstanden hatte, die meine Rückenschmerzen ausgelöst hatten, und nachdem ich mir die tiefere Botschaft der Intelligenz meines Körpers bewusst gemacht hatte, erlebte ich meine eigene „Meta-Heilung" und dann stellten sich Zuversicht und tiefes Vertrauen ein, die mich seither begleiten.

Heute bin ich nicht mehr überrascht oder betroffen, wenn sich neue Symptome zeigen. Stattdessen begrüße ich sie als Signale meiner Körperintelligenz, die mir genau zeigen, welche Bereiche meines Lebens einer Regulierung bedürfen und was ich an meiner Lebensweise ändern muss, um zu einem Zustand von Gesundheit und innerem Gleichgewicht zurückzufinden. Meine Erfahrungen haben mich gelehrt: Mein Körper und mein Geist – oder mit anderen Worten: meine Körper-Geist-Ganzheit – ist ausgesprochen intelligent und weise.

Ich möchte Sie dazu anregen, die in diesem Buch vorgestellten Prinzipien für sich umzusetzen. Machen Sie sie zu einem Teil Ihres täglichen Lebens, Ihres bewussten und unbewussten Verhaltens. Revidieren Sie Ihre grundlegenden Gedanken über Erkrankung und Genesung, über Krankheit und Gesundheit. Sorgen Sie dafür, dass Ihr Körper gesund und leistungsfähig ist, mit Emotionen und Gedanken, die Sie stark machen. Leben Sie Ihr Leben bewusst und mit Leidenschaft und geben Sie ihm einen Sinn!

Dies ist ein Buch für intelligente Menschen. Ich glaube fest daran, dass kluge Menschen wie Sie Gesundheit zu schätzen wissen und offen sind für ein ganz neues Verständnis von Gesundheit, das so hilfreich und wirkungsvoll wie einfach ist.

Im Grunde genommen gibt es drei Möglichkeiten für den Umgang mit gesundheitlichen Problemen. Die erste besteht darin, Ihren Arzt oder Therapeuten um Rat zu fragen und deren Empfehlungen ohne Wenn und Aber zu befolgen. Als zweite Möglichkeit können Sie Experte für *Selbstheilung* werden. Der dritte Weg ist der, sich für eine Kombination der ersten beiden Optionen zu entscheiden.

Wohlgemerkt, ich sage hier *nicht*, dass Sie nicht zum Arzt gehen sollten – ich *rate* Ihnen sogar dazu, professionellen Rat einzuholen. Aber ich glaube, dass letztlich *Sie selbst* die Entscheidungen treffen sollten, die für Ihre Gesundheit ausschlaggebend sind. Viele Möglichkeiten stehen Ihnen offen und Sie müssen Ihre persönliche Wahl treffen.

> Entsprechend dem Wort „Meta-" im Titel dieses Buches geht es hier um eine Ebene *jenseits* des üblichen Verständnisses von Gesundheit, das heißt, um allgemeine Prinzipien, die Ihnen ein nützliches Bezugssystem, ein Rahmenkonzept, einen Interpretationsrahmen an die Hand geben und erklären, warum und wie Sie sich „meta-heilen" können.

Wenn Sie erkennen, welche Rolle bestimmte Stressauslöser, Emotionen, Gedanken und Überzeugungen spielen und auf welche Weise sie mit bestimmten Organen und den Hauptphasen der Heilung verbunden sind, können Sie selbst die Verantwortung übernehmen und kluge Entscheidungen treffen. Am besten steigen Sie noch heute auf die „meta-gesunde" Lebensweise um!

Johannes R. Fisslinger
Los Angeles, im Januar 2013

Einführung

Was ist META-Health?

Sicher kennen Sie das auch: Irgendetwas ist passiert und plötzlich bekommen Sie Kopfschmerzen, Muskelschmerzen, hohen Blutdruck, eine Schwellung oder Entzündung, Sie fühlen sich schlapp, körperlich oder geistig erschöpft oder es tauchen andere Symptome auf. Sie fragen sich vielleicht:

- Warum?
- *Was* ist passiert?
- Warum gerade *jetzt*?
- Was hat das Auftreten dieser Symptome *ausgelöst*?
- Ist das alles Zufall oder ist da ein intelligentes System am Werk?
- Welche Rolle spielen die *Gefühle*?
- Inwieweit spielt *Stress* eine Rolle?

Wenn Sie grundsätzlich die Auffassung teilen, dass es *möglich* ist, sich der Signale unserer Körperintelligenz bewusst zu werden und sich selbst zu heilen, dann wird META-Health Ihnen hilfreiche Antworten und brauchbare Strategien bieten. Lassen Sie mich dies an einem Beispiel demonstrieren:

Schulterschmerzen

Ein 40-jähriger Mann leidet an Schulterschmerzen auf der rechten Seite und fühlt sich total erschöpft. Die Schmerzen haben vor drei Wochen begonnen.

Mit ein paar einfachen META-Health-Fragen (dazu später mehr) erfahren wir, was dieser Mann gerade durchmacht bzw. durchgemacht hat:

- Schulterschmerzen und das Gefühl der Erschöpfung, das heißt: *Organisch* gesehen geht es um seine Knochen (speziell der Schulter) – sie befinden sich in einer „Regenerationsphase". (Näheres dazu weiter hinten in diesem Buch.)
- Damit verbunden sind starke Emotionen und ein Gefühl mangelnden Selbstwerts (– denn die Knochen stehen in Zusammenhang mit dem Thema Selbstwert),
- Sein Problem ist auch verbunden mit seiner Partnerin (– er ist Rechtshänder und das Symptom zeigt sich auf seiner dominanten rechten Seite).
- Das Thema ist vor drei Wochen von der Stress- in die Regenerationsphase übergegangen (– er fühlte sich vor drei Wochen total unter Druck).
- Da dieses Problem bisher noch nie aufgetreten, also *akut* ist, können wir ziemlich sicher auf Folgendes schließen: Etwa sechs bis zehn Wochen vorher muss er ein traumatisches und belastendes Ereignis erlebt haben (– es war unerwartet und dramatisch, er konnte nicht darüber reden und er hatte keine Strategie, wie er damit umgehen sollte).
- Es hatte mit seiner Partnerin zu tun und löste Gefühle der Wertlosigkeit bei ihm aus. Wir erfahren außerdem: Die problematische Situation wurde irgendwie rückgängig gemacht, bereinigt (– wahrscheinlich durch eine Entscheidung wie die, sich wieder mit der Partnerin zu versöhnen).

- Sein Organismus ist nun dabei, den Schaden zu reparieren und den Körper zu regenerieren (– da Schulterschmerzen als Organsymptom Teil der Regenerationsphase sind). Unser Mann befindet sich also wahrscheinlich gerade mitten in der „Regenerationsphase".
- Wenn kein Rückfall eintritt, werden die Schulterschmerzen innerhalb weniger Wochen vollständig verschwunden sein.

Ist es nicht erstaunlich, wie ganzheitlich und klug unsere Körperintelligenz reagiert? Und all das haben wir mithilfe weniger einfacher Fragen erfahren. Näheres zu diesen Fragen und zur Anwendung der META-Health-Methode werde ich Ihnen in diesem Buch Schritt für Schritt erläutern.

In nicht allzu ferner Zukunft werden Sie möglicherweise Leute sagen hören:
- „Ich habe das Gefühl, meine Meta-Gesundheit verbessert sich mehr und mehr."
- „Vor Kurzem habe ich eine Meta-Heilung erlebt."
- „Ich praktiziere mit großem Erfolg META-Health-Fitness."
- „Ich fühle mich meta-gesund."
- „Willst du nicht auch meta-gesund werden?"

META-Health basiert auf drei fundamentalen Gesetzmäßigkeiten oder Leitgedanken:
1. auf der Intelligenz Ihres Körpers,
2. auf den fünf Hauptphasen von Heilungsprozessen,
3. auf dem Zusammenhang zwischen Organen, Stressfaktoren, Emotionen und Überzeugungen.

Für den Anfang möchte ich mit den folgenden Aussagen umreißen, was ich unter META-Health verstehe:

Die META-Health-Methode fördert Gesundheit auf körperlicher, geistig-seelischer und sozialer Ebene, basierend auf der Wahrnehmung der Intelligenz des Körpers, auf dem Zusammenhang zwischen Organen, Stressfaktoren, Emotionen und Überzeugungen sowie auf der Kenntnis der fünf Hauptphasen und Hauptpunkte (oder Hauptmomente) der Heilung.

„Meta-gesund" zu werden bedeutet, dass Sie sich der Organe, Stressauslöser, Emotionen und Überzeugungen bewusst sind, mit denen Ihre Symptome zusammenhängen, und bewusst Maßnahmen zur Selbstheilung und zum persönlichen Wachstum ergreifen.

Begriffe wie „Meta-Heilung" oder „sich selbst meta-heilen" stehen für den Transformationsprozess, den Sie (auf verschiedenen Ebenen) durchlaufen, um Gesundheit auf körperlicher, geistig-seelischer und sozialer Ebene zu erlangen.

Was denken Sie zum Thema Gesundheit?

Haben Sie schon einmal versucht, die neueste, modernste Version eines Computerprogramms auf einem Rechner mit einem *veralteten, überholten Betriebssystem* zu installieren? – Sie fragen sich nun vielleicht, warum Sie so etwas (Unsinniges) tun sollten …? Denn das wäre doch zwecklos, von vornherein zum Scheitern verurteilt, das könnte ja gar nicht funktionieren …

Aber genau so verhalten sich die meisten von uns, wenn es um das Thema Gesundheit geht: Wir verwenden ein veraltetes, noch aus dem 19. Jahrhundert stammendes „Gesundheits-Betriebssystem", das häufig bereits vor vielen Jahrzehnten programmiert wurde und das wir entweder von unseren Eltern „kopiert" oder auf andere Weise übernommen haben. Haben Sie jemals überprüft, ob Ihre Überzeugungen und Annahmen zum Thema Gesundheit und Ihr Verständnis von Krankheit und Gesundheit auf dem neuesten Stand sind und noch Gültigkeit haben?

Ihr „Gesundheits-Betriebssystem" – das sich aus Ihren Wertvorstellungen, Überzeugungen und Ihrer verstandesmäßigen Sichtweise von Krankheit und Gesundheit zusammensetzt – legt fest, wie Sie mit Symptomen umgehen:
- Macht jedes kleine Symptom Sie nervös, unsicher und unruhig?
- Bereiten Ihre Krankheitssymptome Ihnen Angst?
- Glauben Sie, dass Krankheitssymptome eher zufällig zustande kommen und keine tiefere Bedeutung haben? Oder empfinden Sie sie sogar als Strafe?
- Vertrauen Sie der Intelligenz Ihres Körpers?
- Ist Ihnen klar, was Ihre Symptome symbolisieren und welche Bedeutung sie für Sie haben?
- Vertrauen Sie auf die Selbstheilungskräfte Ihres Körpers, während Sie eine Erkrankung durchmachen?

Wenn Sie beispielsweise glauben, dass Viren oder Bakterien (wie zum Beispiel das Bakterium Heliobacter pylori, das häufig mit Magengeschwüren in Verbindung gebracht wird, oder ein Grippevirus) die Krankheiten verursachen, dann erscheint es sinnvoll und richtig, diese Viren oder Bakterien zu vernichten, um sie loszuwerden. Oder: Betrachten Sie einen Tumor als bösartiges, unkontrolliertes Zellwachstum, das Sie zerstören will, dann scheint es eine gute Wahl zu sein, ihn herauszuschneiden oder ihn durch Bestrahlung oder andere Methoden unschädlich zu machen …

> Ihre Überzeugungen in puncto Gesundheit bestimmen, was Sie denken und fühlen, wenn sich Symptome zeigen; sie entscheiden darüber, wie Sie mit den Symptomen umgehen und welche Behandlungen und Methoden Sie wählen.

Wahrscheinlich haben Sie den tieferliegenden und größtenteils unbewussten Annahmen und Überzeugungen, aus denen sich Ihr

„Gesundheits-Betriebssystem" zusammensetzt, bislang nur wenig Beachtung geschenkt. Wäre es nicht eine gute Idee, dieses Betriebssystem zu überprüfen und auf den neuesten Stand zu bringen und dann in Ihrem Unterbewusstsein neue, aktuelle „Gesundheitsprogramme" zu installieren?

In diesem Sinne möchte ich sagen: Willkommen beim „Gesundheits-Betriebssystem 2.0"! Eignen Sie sich Überzeugungen zum Thema Gesundheit an, die dem 21. Jahrhundert entsprechen!

Was verursacht Krankheiten?

Während ich dieses Buch schrieb, las ich einmal in einer Online-Zeitung und fand dort einen Artikel über die weltweit größten Gesundheitsrisiken; Bluthochdruck nahm dabei offenbar erstmalig den Spitzenplatz ein. Nach der in dem Artikel zitierten Studie waren die größten Gesundheitsrisiken im Jahr 2012 folgende:

- Bluthochdruck
- Rauchen
- Alkohol
- Schlechte Luftqualität (in Räumen)
- Fehlernährung
- Fettleibigkeit
- Typ-2-Diabetes
- Unterernährung (bei Kindern)
- Mangel an körperlicher Bewegung

Das wirklich Interessante waren allerdings die Kommentare der Leser. Es überraschte mich, wie intensiv die *Gründe* für hohen Blutdruck dort diskutiert wurden und wie sicher die Leser in ihren Aussagen zu sein schienen. Ein paar Beispiele:
- „Ich rauche, weil mein Blutdruck sonst zu niedrig ist."
- „Hoher Blutdruck ist eine Folge von häufigem Rauchen."
- „Stress im Alltag ist die Ursache für hohen Blutdruck."
- „Das viele Salz ist der Übeltäter."

- „Die Ursache für Bluthochdruck ist übermäßiger Zuckerkonsum."
- „Hoher Blutdruck ist eine Nebenwirkung bestimmter Medikamente."
- „Bestimmte Lebensmittel sind die Verursacher."

Diese Kommentare zeigten mir, wie unterschiedlich und zum Teil völlig veraltet unsere Ansichten im Gesundheitsbereich sind. Über die Presse, die Werbung und andere Quellen erhalten wir eine solche Flut an Informationen, dass wir den Wald vor lauter Bäumen nicht mehr sehen. Die tatsächliche, sachliche Information und der größere Zusammenhang, das größere Bild (= das „Meta-Bild") werden dabei häufig aus den Augen verloren.

> *Empfehlung Nr. 1:*
>
> Nehmen Sie Gesundheitsinformationen, die Sie lesen oder hören, genau unter die Lupe!

Wenn Sie in einer Zeitschrift einen Artikel zum Thema Gesundheit lesen, sollten Sie sich stets kritisch fragen, wer dafür wohl gezahlt und wer den Artikel geschrieben hat. Wurde er von der Pharmaindustrie oder der Medizinbranche, von Krankenkassen, Versicherungen, von einer Firma, die ein bestimmtes Produkt vertreiben will, oder von einem Ministerium finanziert? Wenn Sie den Artikel in diesem Bewusstsein lesen, werden Sie schnell feststellen, was die wahre Absicht hinter den dort präsentierten Informationen ist. Wird beispielsweise eine neue Art von „Syndrom" beschrieben – wie das „Restless-Legs-Syndrom", das genetische Syndrom, das chronische Erschöpfungssyndrom oder Ähnliches –, dann wird häufig am Ende des Artikels ein neues Medikament erwähnt, das ein paar Monate später auf den Markt kommen werde … Bleiben Sie also wachsam und lesen Sie zwischen den Zeilen!

Bekannte Risikofaktoren

In der medizinischen Literatur finden wir viele Faktoren, die zum Entstehen von Krankheiten beitragen, beispielsweise:
- Mangel- oder Fehlernährung
- Bewegungsmangel
- Aus- oder Nebenwirkungen von Medikamenten
- Genetische / vererbte Konstitution
- Giftstoffe
- Stress

Wahrscheinlich haben Sie schon beobachten können, dass viele Ärzte, Forscher und generell im Gesundheitswesen tätige Personen ihre eigene Ansicht vehement vertreten. Gestützt auf ihre Fachkenntnisse verkünden sie etwa Dinge wie diese:
– Ungesunde Ernährung verursacht Diabetes, hohe Cholesterinwerte und Herzleiden.
– Rauchen verursacht Lungenkrebs.
– Eine Infektion mit dem Papillomavirus kann zu Krebs an Gebärmutterhals, Vulva, Gebärmutter, Penis, Mundrachenraum und Anus führen sowie zu Herz-Kreislauf-Erkrankungen.
– Die Gene BRCA1 und BRCA2 sind für einige Formen von Brustkrebs verantwortlich.
– Blockierte Energie oder nicht frei fließendes Chi sind die Ursachen für Beeinträchtigungen der Gesundheit.
– Schocks aufgrund von Auseinandersetzungen sind der einzige Grund für alle Krankheiten.

Es scheint in der Natur des Menschen zu liegen, sich allein auf den eigenen Standpunkt und die eigenen Kenntnisse zu fixieren. Aber das Leben und die Gesundheit sind komplex und einfache, einseitige Lösungen schränken den Handlungsspielraum ein und funktionieren in der Regel nicht. Also:

> Seien Sie mutig und begeben Sie sich in die „Meta-Position", die eine Position des Überblicks ist. Betrachten Sie sich selbst und Ihre gesundheitlichen Probleme von einer höheren, neutralen Warte aus.

Denn in den meisten Fällen können die oben genannten „Ursachen" oder „Risikofaktoren" weder die typischen Symptome erklären noch den individuellen Krankheitsverlauf. Sie bieten uns keine zufriedenstellende und ganzheitliche Basis für wirkliches Verstehen einer Erkrankung und geben auch keine Antworten auf die wichtigsten Fragen, die wir uns in Bezug auf unsere Gesundheit stellen.

Kapitel 1

Die Intelligenz des Körpers

Eine der wichtigsten neuen Thesen und Überzeugungen zum Thema Gesundheit ist die innere Gewissheit, dass unsere Körper-Geist-Ganzheit ausgesprochen weise ist. Da ist Ihre Entscheidung gefragt: Gehen Sie davon aus, dass Sie in einem *intelligenten* Universum leben, oder nicht? Ist Ihr Körper intelligent und passieren die Dinge aus einem bestimmten Grund und folgen einem Plan (– auch wenn wir nicht immer gleich alle Zusammenhänge verstehen) oder nicht? – Führen Sie sich Folgendes vor Augen:

- Ein gebrochener Knochen wird wie von Zauberhand wiederhergestellt (– auch wenn es zunächst vielleicht schmerzhaft ist).
- Sie schneiden sich aus Versehen mit einem Messer in den Finger und können dann beobachten, wie die Wunde verheilt, ohne dass eine Narbe zurückbleibt – auf der Grundlage einer „Blaupause", das heißt, eines inneren Bauplans, einer immanenten Vorgabe, die hochintelligent zu sein scheint.

Vielleicht sagen Sie jetzt, das sei ja nichts Besonderes. Aber wenn Sie wirklich die Überzeugung übernehmen, dass Ihr Körper und Ihr Geist (ich spreche hier von unserem *gesamten* Organismus) extrem intelligent sind, haben Sie damit plötzlich ein Fundament, auf dem Sie aufbauen können – ein Fundament, das nicht nur einleuchtet, sondern es Ihnen auch erlaubt, auf ihre natürliche Intelligenz zu vertrauen.

Unbewusste Selbstregulation

Wir bestehen aus etwa 70 000 000 000 000 (= 70 Billionen) einzelnen Zellen. Jede Zelle muss gesund sein, damit der gesamte Organismus gut „funktioniert". Ist hier nicht eine höhere Intelligenz erforderlich, die alle diese Zellen koordiniert?

Das Ganze funktioniert wie ein anspruchsvolles Musikstück, bei dem Millionen von Musikern zusammen spielen – dabei entsteht ein einziger komplexer Organismus, der all die wunderbaren Dinge zustande bringt, die wir täglich erleben.

Wir sind uns natürlich des zugrunde liegenden Plans und der unzähligen Funktionen, die unser Körper in jeder Sekunde erfüllt, nicht bewusst. Dennoch passieren sie, und zwar ohne unser bewusstes Zutun:

- Wir atmen automatisch.
- Unser Herz pumpt Blut durch unseren Körper, auch wenn wir schlafen.
- Nach einem anstrengenden Tag erholt unser Körper sich in der Nacht.
- Ganz unterschiedliche Arten von Lebensmitteln werden in einem komplexen System verdaut.
- Die Essenz dessen, was wir essen, treibt unseren Organismus an, gibt uns Energie und Leben.
- Unsere Gehirnzellen „feuern", wenn sie stimuliert werden. Die elektrische Ladung im Axon gelangt über Neurotransmitter zu einer Synapse, damit die elektrochemische Signalübertragung stattfinden kann.

Alle diese Funktionen sind unbewusst, hochintelligent und unabdingbar für unser Überleben und das tägliche Funktionieren unseres Organismus.

Ihr Körper vertraut Ihnen. Ihr Körper arbeitet Tag und Nacht für Sie. Ist es nicht an der Zeit, dass Sie Ihrerseits Ihrem Körper vertrauen? Ist Ihr Körper nicht sogar noch viel komplexer und intelligenter, als Sie es überhaupt erfassen können?

Mit unserem „kleinen" Verstand (– und das meine ich weder negativ noch als Beleidigung, sondern einfach basierend auf der Tatsache, dass es für ein Gehirn unserer Größe unmöglich ist, alle biologischen und unbewussten Funktionen und Aktivitäten des Körpers zu verstehen) können wir unser vorhandenes, hochintelligentes System unterstützen, indem wir *nicht gegen* die Selbstregulation (Fachbegriff: „Autoregulation") arbeiten, die eine natürliche biologische Kraft ist.

Autoregulation ist eine natürliche biologische Kraft

Innerhalb dieses erstaunlichen Komplexes von Zellen, Organen und Körpersystemen ist die Autoregulation eine der grundlegenden Eigenschaften. „Autoregulation" ist ein medizinischer Fachbegriff, der für das Konzept der biologischen Selbstheilung steht: Ihr Organismus ist in der Lage, sich selbst zu regulieren und zu regenerieren. Er kann ein entstandenes Ungleichgewicht wieder ins Lot bringen und das wiederhergestellte Gleichgewicht halten.

Nun fragen Sie sich vielleicht: Warum treten dann überhaupt Symptome bei mir auf? Warum habe ich Schmerzen? Warum ist dieser Virus oder dieses Bakterium bei mir aktiv? Warum bekomme ich ein Ekzem, hohen Blutdruck oder Krebs?

Haben Sie jemals darüber nachgedacht, dass die Symptome, die bei Ihnen auftreten, womöglich gar nichts „Schlechtes" oder Negatives sind? Können Sie sich vorstellen, dass all diese Symptome auftreten, weil sie als Teil der Autoregulation Ihres Körpers auftreten *müssen*?

Lassen Sie uns diesen Prozess am Beispiel einer Schnittwunde einmal näher betrachten.

Im Normalzustand der Haut existieren die Epidermis (die obere Hautschicht) und die Dermis (die innere Schicht) in einem stabilen Zustand des Gleichgewichts und bilden einen Schutz gegen äußere Einwirkungen. Wenn Sie sich schneiden, wird diese Schutzschicht durchbrochen und der Wundheilungsprozess wird automatisch in Gang gesetzt.

Zunächst entsteht ein Fibringerinnsel, um die Blutung zu stillen (Hämostase), dann werden Bakterien und Rückstände phagozytiert und entfernt (Entzündungsphase) und am Ende beginnt die Wunde, sich zu schließen (Proliferations- und reparative Phase).

Autoregulation ist eine primäre Naturkraft und folgt einem äußerst intelligenten Plan, einer inneren Gesetzmäßigkeit. Vielleicht denken Sie jetzt: Das mag ja in Bezug auf *einige* Symptome Sinn ergeben, aber es erklärt noch längst nicht alle!

Doch sobald Sie einmal beginnen, der Intelligenz von Körper und Geist zu vertrauen, werden Sie erkennen, dass auch sogenannte „gefährliche" Symptome wie Tumore, Herzanfälle oder „bösartige" Viren, Bakterien und Pilze Teil eines intelligenten Plans sind. Sie sind wichtige Komponenten eines höheren intelligenten Prozesses innerhalb Ihres Organismus.

Sie und das Universum sind von Natur aus intelligent und werden von Naturgesetzen gelenkt. Einige dieser Gesetze sind uns bekannt, andere noch nicht. Der größte Schritt hin zum Erreichen von Gesundheit, Glück und Erfolg in Ihrem Leben besteht darin, die Tatsache zu akzeptieren, dass Ihre Körper-Geist-Ganzheit ungemein weise ist. Dieses Prinzip ist äußerst wichtig und wird vermutlich noch häufiger auf die Probe gestellt werden, wenn Sie tiefer in die Sichtweise von META-Health einsteigen.

> Nehmen Sie sich für den Augenblick einfach einmal kurz Zeit, um tief in Ihrem Inneren die natürliche Intelligenz des Lebens zu spüren. Nehmen Sie sie voll und ganz wahr und entspannen Sie sich in dieses Gefühl einer höheren Ordnung und Intelligenz hinein. Von diesem Ort, dieser Ebene tiefer Weisheit aus können Sie Ihre Körperintelligenz weiter erforschen.

Nachdem Sie einmal begonnen haben, auf Ihren Körper zu hören und ihm zu vertrauen, wird es Ihnen nicht schwerfallen, seine Weisheit zu verstehen.

Symptome haben eine Bedeutung

Ich erinnere mich, dass meine Mutter und meine Großmutter der festen Überzeugung waren, dass Kinderkrankheiten wie beispielsweise Windpocken keine echten Krankheiten seien, sondern vielmehr wichtige Schritte in der Entwicklung eines Kindes. Sie behandelten die Symptome als natürliche Ereignisse und sorgten einfach nur dafür, dass der kleine Patient ein paar Tage lang das Bett hütete, bis er sich wieder erholt hatte.

Ähnlich ist es ja mit grippalen Infekten. Der übliche Spruch meines Vater dazu lautete: „Wenn du dir eine Grippe einfängst, brauchst du *ohne* Medikamente 1 Woche, um wieder gesund zu werden – und *mit* Medikamenten 7 Tage …"

In der heutigen Zeit wird nahezu jedes Symptom, das sich zeigt, als gefährliche Krankheit angesehen, die sofort bekämpft werden muss. Der Mehrzahl der Symptome, die außerhalb der „Norm" liegen, wird der Stempel „Krankheit" aufgedrückt. (Denken Sie nur an das Restless-Legs-Syndrom …) Speziell in Bezug auf Viren, Bakterien, Krebs, Diabetes und so weiter wird ein gnadenloser „Kampf" geführt.

Aufgrund der Tatsache, dass sich unsere Lebensumstände und die Notfallmedizin verbessert haben, leben wir heutzutage wesentlich länger. Merkwürdig daran ist nur, dass die Menschen in ihrer Gesamtheit dadurch nicht sehr viel gesünder geworden sind. Einige Krankheiten wurden ausgerottet, andere sind neu entstanden – vielleicht liegt das ja an unserer *Interpretation* der Symptome? Vielleicht ist es an der Zeit, unser Verständnis, unsere Sichtweise zu verändern und Krankheiten nicht länger zu bekämpfen.

Warum sehen Sie Ihre Körpersymptome nicht als bedeutungsvolle Fingerzeige an? Warum betrachten Sie sie nicht als Signale, als eine Form von Feedback, als Teil einer Lebenslektion und Ausdruck eines größeren Prozesses, der sich in Ihrem Inneren abspielt?

Zugegeben: Symptome können manchmal schwierig, unangenehm und in einigen Fällen sogar gefährlich sein. Wenn Sie sie jedoch aus einer „Meta-Sicht" betrachten und die tiefere Bedeutung erspüren, anstatt gegen sie anzukämpfen, werden Sie die Intelligenz Ihres Körpers verstehen und als Person heil werden und wachsen.

Glauben Sie an Wunder?

In unserem heutigen saloppen Sprachgebrauch wird nahezu jedes Ereignis, das statistisch unwahrscheinlich und positiv belegt ist, als „Wunder" oder als „wundervolles" Ereignis bezeichnet. Auch bestimmte Zufälle werden gern unter der Kategorie „Wunder" eingeordnet.

Für mich ist *jede Heilung* ein Wunder. Ich spreche hier nicht vom Behandeln von Symptomen oder davon, wie ein Mensch einen anderen „heilt", sondern von der natürlichen Intelligenz unseres Körpers und seiner Fähigkeit zur *Autoregulation*.

Dr. Andrew Weil bestätigt dies, wenn er sinngemäß schreibt, Spontanheilungen seien eine biologische Tatsache und das Ergebnis des natürlichen Heilungssystems, über das jeder von uns von Geburt an verfüge. Selbst lebensbedrohliche Krankheiten, schwere Traumen und chronische Schmerzen könnten durch Spontanheilung verschwinden.

Ihre Überzeugungen haben einen großen Einfluss und einer der wichtigsten Glaubenssätze im Leben und speziell in Bezug auf Heilung lautet, dass *alles* möglich ist. Der Placebo-Effekt hat mehr als deutlich gezeigt, wie viel Macht unsere Überzeugungen haben, wenn wir einen lebensverändernden Prozess durchlaufen.
- Woran glauben *Sie* im Zusammenhang mit Gesundheit?
- Können Sie sich selbst als gesunden Menschen sehen?
- Wissen Sie tief in Ihrem Inneren, dass Ihre Symptome nur vorübergehend sind und Sie zu Ihrem vitalen und gesunden Selbst zurückfinden werden?

> Beobachten Sie Ihre einschränkenden Gedanken und Überzeugungen genau und treffen Sie die bewusste Entscheidung, sich für neue Möglichkeiten zu öffnen und an die Heilkraft Ihrer Körperintelligenz zu glauben!

Vielleicht erkennen Sie noch nicht, auf welche Weise die Heilung stattfinden könnte oder wie der Prozess im Einzelnen aussehen wird. Und natürlich bedeutet Ihre Grundentscheidung für Vertrauen auch nicht, dass es auf dem Weg keine Hindernisse geben wird. Aber das Vertrauen in Ihr höheres Selbst sowie der tiefe Wille, diesen Vertrauensvorschuss zu leisten, machen den Weg frei für Wunder.

Wenn ich hier vom Glauben an Wunder spreche, dann lade ich Sie damit dazu ein, sich für die Möglichkeiten und die Selbstregulierungskräfte Ihres Körpers zu *öffnen*.

Die „META-Sichtweise" von Heilung

Lassen Sie uns zunächst definieren, was wir mit „heilen" und mit der Vorsilbe „META-" meinen. In meinen Lexika fand ich unter dem Begriff „heilen" diese Definitionen:
- ganz oder heil machen
- die Gesundheit wiederherstellen
- bewirken, dass ein unerwünschter Zustand überwunden wird
- verarzten (nach Verwundung oder Bruch)
- sich versöhnen (nach einem Streit)
- zur ursprünglichen Reinheit oder Ganzheit zurückführen

Nirgendwo ist hier die Rede davon, dass man Symptome *bekämpfen* oder eine Krankheit loswerden müsse. Es geht allein um das *Wiederherstellen von Ganzheit und Intaktheit*.

Die Übersetzung des griechischen Wortes μετά lautet (unter anderem): oberhalb, jenseits, angrenzend.

Als wir vor vielen Jahren die Idee und das Konzept von *META-Medicine* ins Leben riefen, geschah dies aus dem Eindruck heraus, dass damals (ebenso wie heute) im Gesundheitswesen das „große Gesamtbild" fehlte – das Zusammenwirken aller Spezialisten und Experten und das Entwickeln eines Modells, das es allen ermöglicht, miteinander zu kommunizieren.

Leider ist der Sprachgebrauch von Fachärzten für Chirurgie und Innere Medizin, von Psychologen und Heilpraktikern, von Energiearbeitern und Geistheilern meist sehr unterschiedlich. Häufig verstehen sie einander nicht oder wissen nicht, wie sie miteinander kommunizieren können.

Wir als Patienten haben ein ähnliches Problem. Wenn Sie mit Ihren Symptomen zu fünf verschiedenen Experten gehen, werden sie Ihnen sehr unterschiedliche Erklärungen, Vorschläge und Behandlungsmethoden an die Hand geben.

Ich und meine Mitstreiter als Vertreter des META-Health-Konzepts glauben, dass *alle* Methoden ihre Berechtigung haben. Die einzelnen Experten beleuchten ein Thema einfach nur aus verschiedenen Blickwinkeln. Daher versuchen wir, die „META-Position" einzunehmen (= Blick von oben auf eine Situation oder Herausforderung, um eine gemeinsame Grundlage und Lösung zu finden) und die geistige, körperliche und soziale Verbindung sowie die tiefere Bedeutung von Gesundheitsproblemen so zu beschreiben, dass jeder Behandler und Patient sie verstehen kann.

Das erleichtert die Kommunikation, weil wir die gleiche Sprache sprechen und die gleichen Begriffe verwenden, und zwar unabhängig von der Behandlungsmethode, auf die wir spezialisiert sind.

> *Empfehlung Nr. 2:*
> Überprüfen Sie Ihre Ansichten zum Thema Gesundheit von einem META-Standpunkt aus.

Treten Sie innerlich einen Schritt zurück. Machen Sie sich Ihren eigenen Standpunkt bewusst und die Tatsache, dass es womöglich noch andere Standpunkte gibt, die genauso Gültigkeit beanspruchen können. Schaffen Sie Abstand zwischen Ihrem Ich und Ihren Gefühlen, Gedanken, Ansichten und insbesondere Ihren Überzeugungen in Bezug auf Gesundheit. Wenn Sie ein detailorientierter Mensch sind, treten Sie am besten noch einen weiteren Schritt zurück. Versuchen Sie jede Situation von einer höheren Warte aus zu betrachten und spüren Sie, wie alles miteinander zusammenhängt. Das Einnehmen der Meta-Position wird Ihnen nicht nur auf Ihrer Reise zur Selbstheilung helfen, sondern auch bei der Kommunikation mit anderen, innerhalb von Beziehungen und generell bei allen Belangen des Lebens.

Integrative Medizin

Das META-Health-Konzept hat seine Wurzeln in der Intelligenz unserer Körper-Geist-Ganzheit und in der integrativen Medizin. Mein persönliches Ziel beim Schreiben dieses Buches ist es, Ihnen Instrumente an die Hand zu geben, die es Ihnen ermöglichen, Ihrer Körperintelligenz zu vertrauen, sich die tiefere Bedeutung Ihrer gesundheitlichen Probleme bewusst zu machen und die notwendigen Veränderungen Ihrer Lebensweise vorzunehmen, um sich selbst zu heilen.

Die meisten Leser dieses Buches werden vermutlich der Auffassung zustimmen, dass es eine enge Verbindung zwischen der körperlichen und der geistig-seelischen Ebene des Menschen gibt; das bedeutet, dass unser Körper Einfluss auf das Geistig-Seelische ausübt und umgekehrt. Die auf diese Auffassung gegründete integrative Medizin nutzt die heilende Kraft unserer Gedanken und Gefühle, um unsere körperliche Gesundheit zu beeinflussen. Die meisten alten Heilungspraktiken wie die traditionelle chinesische Medizin oder Ayurveda betonen die Verbindung zwischen Geist und Körper. Heute interessieren sich die Menschen verstärkt für alte Traditionen wie Yoga und Meditation. Programme, die Körper und Geist einbeziehen, werden nicht mehr mit Misstrauen betrachtet, sondern haben sich inzwischen selbst an renommierten medizinischen Instituten auf der ganzen Welt etabliert.

Integrative Medizin ist eine heilungsorientierte Medizin, die den Menschen als Ganzheit aus Körper, Geist und Seele betrachtet und auch die Lebensweise mit einbezieht. Sie legt großen Wert auf die therapeutische Beziehung und nutzt verschiedenste konventionelle und alternative Behandlungsformen.

Der amerikanische Arzt Andrew Weil, einer der Pioniere der integrativen Medizin, definierte ihre grundlegenden Prinzipien wie folgt:
- Partnerschaft von Behandler und Patient im Heilungsprozess
- Der Situation und dem Problem entsprechender, zweckdienlicher, sachgerechter Einsatz konventioneller und alternativer

Die „META-Sichtweise" von Heilung

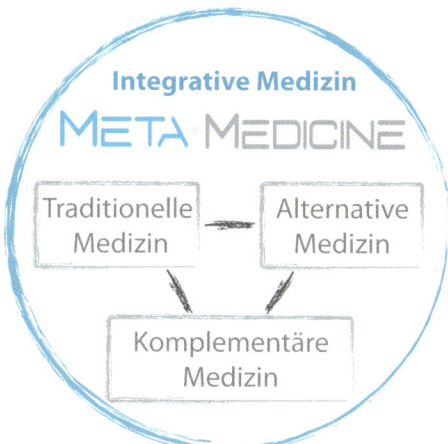

Quellen der integrativen Medizin

Methoden zur Unterstützung der natürlichen Heilungsreaktion des Körpers
- Berücksichtigung *aller* Faktoren, die Einfluss auf Gesundheit, Wohlbefinden und Krankheit haben (Geist und Seele, soziales Umfeld und Körper).
- Einsatz natürlicher und möglichst wenig invasiver Interventionen, wann immer dies möglich ist

Diese Definition integrativer Medizin dient Behandlern weltweit als Richtlinie. Von besonderer Bedeutung ist sie aber auch für die Patienten, denn sie gibt ihnen Wahlmöglichkeiten. Einfach ausgedrückt berücksichtigt die integrative Medizin, dass *alle* Therapien und Methoden ihre Vor- und Nachteile haben, und ermöglicht es den Patienten, *die* Heilungsmethode zu wählen, die für sie am besten geeignet ist.

Treten Sie als „informierter Patient" auf und fragen Sie Ihren Arzt oder Behandler, ob er den Ansatz der META-Medicine oder zumindest den der integrativen Medizin kennt. Stellen Sie alle Fragen, die Ihnen am Herzen liegen, und zwar so lange, bis Sie zufrieden sind und Vertrauen fassen.

> *Empfehlung Nr. 3:*
> Übernehmen *Sie selbst* die Verantwortung für Ihre Heilung!

Intelligente und mit Sachverstand gestellte Fragen sind Ihre besten Verbündeten. Informieren Sie sich schlau und übernehmen Sie Verantwortung. Ob es Ihnen gefällt oder nicht: Für Ihre Heilung sind allein Sie selbst zuständig. Akzeptieren Sie das und handeln Sie entsprechend.

META-Health – Gesundheit auf körperlicher, geistiger und sozialer Ebene

Hier möchte ich zunächst erläutern, wie ich die Beziehung, Verbindung oder Verknüpfung zwischen Körper, Geist und sozialem Umfeld verstehe [engl.: *Mind-Body-Social Connection*]. Körper und Geist sind unmittelbar miteinander verbunden und arbeiten synchron. Selbst wenn es manchmal so wirken mag, als litten wir „nur" an einem körperlichen Symptom, gibt es in Wirklichkeit synchrone Reaktionen auf *allen* unseren Seinsebenen.

Wir wissen mittlerweile sogar noch mehr: Jedes Organ steht in Beziehung zu bestimmten Emotionen und Gedankenmustern; und beide zusammen – Organe und Emotionen – sind wiederum verknüpft mit einer bestimmten Gehirnregion.

Sie als Körper-Geist-Wesen mit ureigenen Emotionen, Gedanken und Überzeugungen sind außerdem eingebettet in und unmittelbar verbunden mit ihrer Umgebung, Ihrem sozialen Umfeld.

Sie können sich nicht abkoppeln von der Realität, die Sie erschaffen haben und in der Sie leben. Sie sind Teil *Ihres* Universums, das Sie – basierend auf dem Gesetz der Anziehung – durch Ihre subjektive Wahrnehmung der Realität erschaffen haben.

Ihre *äußere* Realität und, wichtiger noch, Ihre *Wahrnehmung* dieser Realität ist ein unmittelbares Abbild Ihrer *inneren* Realität. Ihr Körper spiegelt Ihre bewussten und unbewussten Gedanken und

Die „META-Sichtweise" von Heilung

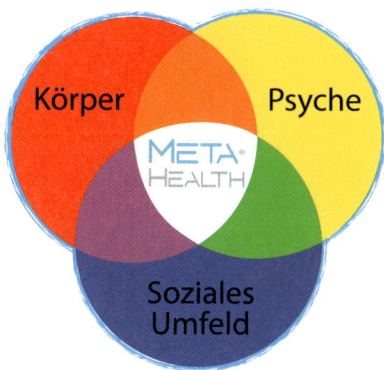

Gefühle wieder. Dieses Konzept wird häufig missverstanden, weil der unbewusste Teil der Gedanken und Gefühle nicht berücksichtigt wird.

Stellen Sie sich das Ganze wie einen Eisberg vor, bei dem 80 Prozent der Masse unter Wasser sind. Nur 20 Prozent sind sichtbar. Genauso ist es mit Gedanken, Gefühlen und Überzeugungen. Die meisten Ihrer Gedanken und Ansichten sind unbewusst (sozusagen unter Wasser).

Wenn Sie dies verstehen und in Ihrem Leben umsetzen, haben Sie den Schlüssel zu persönlicher Transformation und Heilung gefunden.

Die Ebenen des Bewusstseins

Lassen Sie uns noch ein wenig tiefer gehen und einen Blick auf die verschiedenen Ebenen unseres Seins werfen – von der körperlich-biologischen bis hin zur spirituellen Ebene. (Vgl. Abbildung S. 36)

In diesem Buch werden wir uns immer wieder auf die in dieser Abbildung genannten Ebenen beziehen. Wichtig ist hierbei, dass wir realisieren und verinnerlichen, dass die einzelnen Ebenen eng miteinander verbunden sind.

Aus der Meta-Perspektive betrachtet besteht Ihr Körper aus Ihren Körpersystemen, aus Organen, Zellen, Meridianen, Energiefeldern und Ihrer Lebenskraft. Die Lebenskraft, die Meridiane oder Energiefelder stellen die Verbindung, die Bindeglieder zwischen Körper und

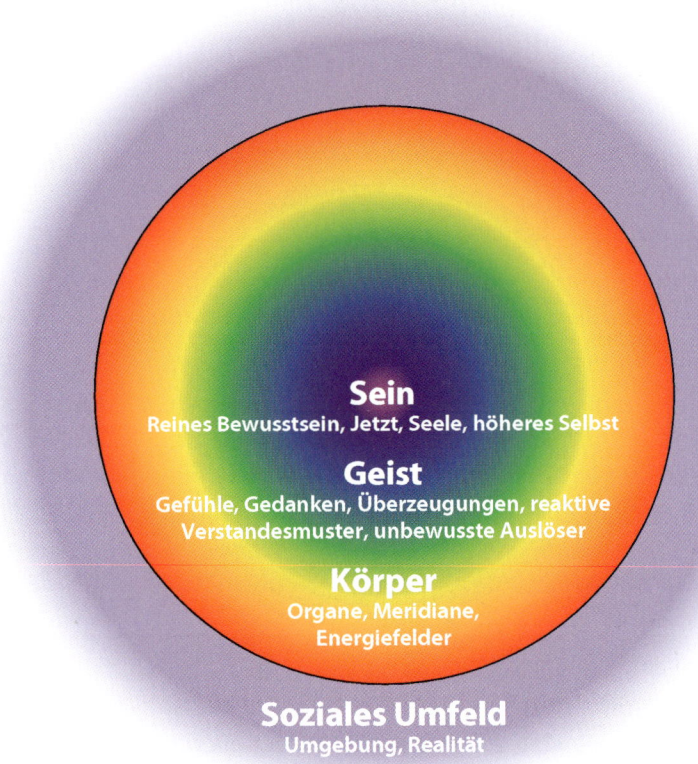

Ebenen des menschlichen Seins

Geist dar. Alle diese Teilsysteme gehören noch zum materiellen Teil Ihres Organismus.

Der geistig-seelische Anteil des Menschen ist nichtmateriell und besteht aus Gefühlen, Gedanken, Überzeugungen, reaktiven emotionalen Mustern, Träumen und Ahnungen.

Diese Körper-Geist-Ganzheit interagiert mit Ihrem sozialen Umfeld. Sie sind eingebettet in Ihre Umgebung, in Ihre Realität.

Die Quelle, die alles miteinander verbindet, liegt jenseits von Geist und Körper: Das reine Bewusstsein kann im Jetzt gefunden werden, tief in Ihrem Inneren.

Unsere Körper-Geist-Ganzheit – ein energetisches Universum

Das Denken der meisten von uns ist noch dem alten, von der Materie geprägten Paradigma verhaftet: Dementsprechend glauben wir (zumindest die meiste Zeit), dass unser Körper eine feste Form besitze. Wir betrachten uns selbst, unsere Umgebung und die Welt als physische Realität, die etwas „Solides" oder „Festes" an sich hat. Doch stimmt das wirklich? Sind wir feste Körper, die „wie aus Stein gemeißelt" sind, oder aber energetische Wesen, die eher die Konsistenz von Wasser oder einer Wolke haben?

Vielleicht sind Sie aber nun auch bereit, sich auf bewusster wie unbewusster Ebene mit dem neuesten Stand der Wissenschaft anzufreunden: Seit Einstein wissen wir, dass alles, was existiert, Energie ist. Selbst ein Fels, der fest und stabil aussieht, ist in Wirklichkeit nichts anderes als stark verdichtete Energie. In ihrem Kern ist jede Materie Energie.

Wir können unser Einssein, unsere Verbindung mit unserer Umgebung am einfachsten spüren, wenn wir in diesem Sinne *energetisch* denken: Wir sind energetische Wesen, die um sich herum eine Aura ausstrahlen. Diese Aura ist unmittelbar mit uns verbunden und interagiert mit allem und jedem um uns herum.

Für mich persönlich hat es sich als äußerst hilfreich erwiesen, mir eine energetische Sicht der Welt anzueignen. Warum? Weil Energie niemals statisch ist. Sie fließt und ist in Bewegung und Sie können Ihre Energie jederzeit in die von Ihnen gewünschte Richtung lenken.

Wenn Sie die Welt aus energetischer Sicht betrachten, nehmen Sie Veränderungen wesentlich schneller wahr und bekommen so ein Feedback, das Ihnen hilft, auf Ihren Heilungsprozess zu vertrauen. Ihr Körper mag Wochen oder Monate benötigen, um vollständig zu gesunden, aber Ihre Aura, Ihre Chakren und Ihre Lebenskraft (*Chi*) verändern sich rasch und Sie können bereits innerhalb weniger Minuten oder Stunden eine Verbesserung wahrnehmen.

Wenn Veränderungen so schnell möglich sind, ist es nur eine Frage der Zeit, bis Körper und Geist die von Ihnen gewünschten Änderungen umsetzen. *Sie* tragen die Verantwortung – *Sie* lenken die Energie – *Sie* sind sozusagen der Fahrer Ihres Fahrzeugs!

> *Empfehlung Nr. 4:*
> Erspüren Sie die Energie Ihres Körpers! Horchen Sie, wann immer Sie können, in Ihren Körper hinein und nehmen Sie seine Energie oder auch die Energie einzelner Organe wahr.

Diese einfache Übung kann eine derart transformierende Wirkung haben, dass Sie mehr und mehr im Zustand dieses energetischen Empfindens bleiben.

Die Energie folgt den Gedanken

Machen Sie sich diesen Satz einmal wirklich bewusst: Die Energie (= das Leben) *folgt* unseren Gedanken.

Wenn wir hier über Gedanken sprechen, betrifft das natürlich nicht nur unser *bewusstes* Denken. „Positives Denken" ist sicherlich nicht verkehrt, aber unsere *bewussten* Gedanken machen nur einen kleinen Teil der Gesamtheit unserer Gedanken aus.

Die meisten unserer Gedanken sind von eher beiläufiger Art, wahllos, ziellos, ungesteuert, sie wiederholen sich oft und sind größtenteils unbewusst. Der Yoga-Lehrer Bryan Kest fasste es in einem Interview für den Film *Titans of Yoga* wie folgt zusammen: „Neunzig Prozent unserer Gedanken ähneln einander, es ist sozusagen der gleiche Kram, den wir immer wieder denken. Wenn wir uns diese unbewussten Denkmuster bewusst machen, stärken wir unser inneres Gleichgewicht und gewinnen an Lebensfreude."

Dabei muss es aber nicht bleiben: Sie können lernen, das volle Potenzial Ihres Geistes zu nutzen. Wenn Ihre *bewussten* Gedanken und die *unbewussten* Denkmuster sozusagen am gleichen Strang ziehen, werden Sie spüren, wie das Universum sich danach ausrichtet und Sie unterstützt.

Stress und Krankheiten

In den vergangenen 20 Jahren haben Hunderte von Untersuchungen gezeigt, dass Stress bei den großen Gesundheitsproblemen unserer Zeit eine wichtige Rolle spielt – auch bei der weltweit häufigsten Todesursache, den Herz-Kreislauf-Erkrankungen. Krebs, Hormonstörungen, psychische Probleme und eine Vielzahl anderer stressbedingter Krankheiten sind die häufigsten Gründe für Besuche in den Praxen von Ärzten, Heilpraktikern und Therapeuten.

Untersuchungen fanden sogar einen Zusammenhang zwischen einem länger andauernden belastenden Erlebnis und der Unfähigkeit von Immunzellen, auf die Hormonsignale zu reagieren, die normalerweise Entzündungen regulieren.

Die Frage, die es zu untersuchen gilt, ist folgende: Warum und wie wirkt sich Stress auf Körper und Geist aus? Schadet *jede* Art von Belastung unserer Gesundheit? Oder sind es ganz bestimmte Arten von Stress oder Stressfaktoren, die sich schädlich auswirken?

Bei META-Health nehmen wir es ganz genau und achten darauf, welche Art von Stress bestimmte Organe belastet. Dabei gehen wir davon aus, dass jedes Organ mit einem ganz spezifischen unbewussten reaktiven Stressmuster in Beziehung steht.

Beispiele für die Verbindungen zwischen Stress und bestimmten Organen

– Eine emotionale Belastung, die zu tun hat mit dem Verlust des Kontakts zu jemandem, den wir lieben, ist direkt mit der *äußeren* Hautschicht (Epidermis) verbunden.

- Ein Gefühl von Abscheu oder Ekel (weil wir mit etwas in Berührung gekommen sind, was wir als „schmutzig" empfinden) wird der *inneren* Hautschicht (Dermis) zugeordnet.
- Die *Herzkranzarterien* reagieren, wenn wir ständig im Streit mit jemandem liegen und das Gefühl haben, dass unsere Grenzen überschritten werden.
- Ein Gefühl der Unwürdigkeit oder Wertlosigkeit, das uns in unserem „Kern" trifft, belastet die *Knochen*.
- Wenn wir etwas emotional nicht verarbeiten können, dann reagiert unsere *Speiseröhre*.
- Die Unfähigkeit, eine Situation zu verdauen, und die daraus resultierende Angst oder der Kampf gegen einen Konkurrenten lassen unseren *Magen* reagieren (genauer gesagt: die Magenschleimhaut).

Wie Sie an diesen Beispielen erkennen können, beschäftigen wir uns nicht nur mit den Organen allgemein, sondern (auch) mit bestimmten Teilen (Geweben) eines Organs. In den späteren Kapiteln finden Sie ausführlichere Informationen dazu.

Geben Sie nicht anderen die Schuld!

Manchmal, wenn ich mit Klienten über den Zusammenhang zwischen Gefühlen, Gedanken und Erkrankungen spreche, spüre ich, dass sie im ersten Moment noch deprimierter und hoffnungsloser werden, weil sie das Gefühl haben, sie allein trügen die Verantwortung für ihre Krankheit oder seien irgendwie daran schuld.

Dann kommen Gedanken auf wie diese: „Mein Denken und Fühlen ist die Ursache für meine Krankheit? Soll *ich* etwa daran schuld sein, dass ich krank bin?" Oder: „Also ist letztendlich mein untreuer Ehemann, mein prügelnder Vater oder mein schrecklicher Chef für meinen Krebs verantwortlich?"

Es ist sehr wichtig zu erkennen, dass aufgrund der tief verwurzelten biologischen und daher unbewussten Natur dieser Krankheitsauslöser von „Schuld" hier keine Rede sein kann. Schließlich haben wir unsere Körperintelligenz ja zu keinem Zeitpunkt bewusst aufgefordert, nun bitteschön mit der Entwicklung von Symptomen zu beginnen, oder? Auch andere sind nicht für unsere Symptome verantwortlich, denn sie reagieren ebenso unbewusst wie wir selbst. Allerdings:

> Damit Heilung eingeleitet werden kann, ist es unabdingbar, sich Dinge bewusst zu machen, eine bewusste Wahl zu treffen und aktiv die notwendigen Veränderungen in unserer Lebensweise vorzunehmen. Aus spiritueller Sicht sind bedeutsame emotionale Erfahrungen ein essenzieller Bestandteil unseres Lebens. Ohne sie wären wir nicht in der Lage, zu lernen und zu wachsen.

Um ein bekanntes Beispiel aufzugreifen:

Wäre Ray Charles ...

... ein so erstaunlicher Musiker geworden, wenn er nicht den tragischen Ertrinkungstod seines jüngeren Bruders miterlebt hätte? Schauen Sie sich einmal den Film *Ray* an – er vermittelt auf beeindruckende Weise das intensive emotionale Trauma. Ray Charles musste hilflos mit ansehen, wie sein Bruder ertrank. Kurz darauf begannen seine Augen zu reagieren, ein paar Jahre später war er vollständig erblindet. Im Film wird deutlich gemacht, wie sich das Trauma auf seine Musik, seine Beziehungen und sein Leben auswirkte.

Sie erschaffen selbst – bewusst und unbewusst – Ihre Realität. Was Sie erleben, formt Ihre Persönlichkeit und diese wiederum erschafft Ihre Realität. Ich möchte Sie ermutigen, die Erfahrungen, die Sie machen, als Chancen zu begreifen, sich Ihrer Lebenslektionen bewusst zu werden und als menschliches und spirituelles Wesen zu wachsen.

Geben Sie nicht Ihren Genen die Schuld!

Die meisten von uns glauben vermutlich, dass unsere Gene über unseren Körper bestimmen. Aber die Forschung hat mittlerweile aufgezeigt, dass Ihre DNA (das Genom) in Bezug auf Ihre Zellen am ehesten als „Hardware" bezeichnet werden kann und das Epigenom als „Software". „Wenn ich möchte, kann ich auf meinen Macintosh-Rechner auch Windows laden", erklärt Joseph Ecker, Biologe am *Salk Institute* und führender epigenetischer Experte. „Chip und Genom bleiben gleich, aber die Software ändert sich. Das Ergebnis ist ein anderer Zelltyp."

Die Epigenetik untersucht die Veränderungen in der Genaktivität, in den Mustern der Genexpression, die von dem Zellmaterial, das über dem Genom und außerhalb davon sitzt – dem Epigenom –, gesteuert werden. (Die Vorsilbe *epi-* bedeutet unter anderem „oberhalb".) Es sind die sogenannten epigenetischen Marker, die Ihren Genen sagen, ob sie sich an- oder ausschalten, ob sie laut sprechen oder flüstern sollen. Faktoren wie Ernährungsweise, Stress und pränatale Ernährung können über epigenetische Marker die Gene prägen; diese Prägung kann von einer Generation an die nächste weitergegeben werden.

Was Sie essen, wie Sie sich fühlen, wo Sie leben, was Sie denken und was Ihre Überzeugungen sind – das alles hat also einen direkten Einfluss auf Ihre Genexpression. Durch das Verändern Ihrer Lebensweise können Sie daher nicht nur den Gesundheitszustand von Körper und Geist verändern – Sie geben diese „verbesserten" Gene auch noch an zukünftige Generationen weiter.

Geben Sie nicht Mikroben die Schuld!

Über Mikroben zu sprechen ist immer ein wenig verzwickt, weil viele Menschen ziemlich festgefahrene Ansichten darüber haben, was Bakterien, Viren und Pilze so tun. Der im 19. Jahrhundert lebende französische Chemiker und Mikrobiologe Louis Pasteur hat unsere Kenntnisse über Mikroorganismen erheblich geprägt. Da sie bei Kranken häufig vorzufinden waren, entwickelte er die These, dass *sie* die Ursache von Erkrankungen seien – die sogenannte Keimtheorie.

Claude Bernard, ein Zeitgenosse von Pasteur, war im Gegensatz dazu der Ansicht, die Ursache für Krankheiten sei das „Milieu" – der menschliche Körper. Er betrachtete pathologische Mikroorganismen lediglich als *Nutznießer* eines bereits vorhandenen ungesunden Zustands des Körpers. Bernard und Pasteur stritten sich zeit ihres Lebens über diesen Punkt.

Mit unserem neuen Heilungsparadigma gehen wir sogar noch einen Schritt weiter: Hier werden die Mikroben nicht als Nutznießer einer Krankheit angesehen, sie spielen vielmehr eine wichtige Rolle beim *Wiederaufbau* von Gewebe, beim Wiederherstellen der Funktion sowie bei der Zersetzung von Gewebe und Zellen, die nicht länger benötigt werden.

Im Sinne dessen, was ich bereits über Glaubenssätze oder Überzeugungen zum Thema Gesundheit ausgeführt habe, schlage ich Ihnen nun vor, hier und jetzt eine neue Überzeugung zu übernehmen, die zunächst vielleicht schwer zu verinnerlichen ist, sich aber bald schon als lebensverändernd erweisen wird. Sie lautet:

> Mikroben sind keine „Bösewichte", sondern hilfreiche Mikroorganismen und ein lebenswichtiger Teil Ihres Organismus.

Wussten Sie, dass 90 Prozent Ihres Körpers aus Mikroben bestehen? „Wir sind eine Art Legierung, eine Mixtur aus Bakterien und menschlichen Zellen. Nach einigen Schätzungen sind 90 Prozent der Zellen in unserem Körper Bakterien", sagt der Molekularbiologe Steven Gill, früher am *Institut für Genomforschung* (TIGR) und heute an der *State University of New York* in Buffalo tätig. „Unser Wohlbefinden hängt von dieser Mikrobenpopulation ab. Wenn sich hier etwas verschiebt, was zu einem Mangel an nützlichen Mikroben führt, kann dies Störungen im Stoffwechsel nach sich ziehen und es können Leiden wie zum Beispiel entzündliche Darmerkrankungen entstehen."

Diese Mikroben (Viren, Bakterien und Pilze) sind ebenso intelligent wie der Rest unserer Körper-Geist-Ganzheit und ebenso wichtig wie jeder andere Teil unseres Organismus.

> *Empfehlung Nr. 5:*
>
> Achten Sie auf Ihre Ansichten über Mikroben. Es ist interessant, dass diese kleinen Partikel in unserem Körper so viel Angst in unserem Geist erzeugen können. Achten Sie einmal auf Ihre Überzeugungen und Glaubenssätze in Bezug auf Viren, Bakterien und Pilze. Fragen Sie sich, ob Ihre Ansichten zu Ihrer Heilung beitragen oder nicht. Beobachten Sie einfach nur, was Sie denken, ohne zu werten oder zu kommentieren. Seien Sie achtsam.

Ihre Erwartungen an die Selbstheilung

Haben Sie bestimmte Vorstellungen oder Gedanken dazu, wie Ihr Körper und Geist reagieren oder wie Sie sich fühlen sollten? – Möchten Sie, dass Ihre Symptome einfach nur verschwinden? – Wir alle haben in Bezug auf unser Leben und unsere Gesundheit bestimmte Erwartungen und diese Erwartungen schränken uns in vielfältiger Weise ein. Phänomene wie die Gesamtheit, das Zusammenspiel von

Körper und Geist und wie Heilung sind Mysterien. Lassen Sie daher alle Erwartungen bezüglich Heilung (wie sie vonstattengeht und wie die einzelnen Stufen aussehen) los. Seien Sie offen für neue Entwicklungen, ja, für „Wunder".

Sie können nicht erwarten, dass Sie auf die gleiche Weise fühlen, denken und handeln, wie dies in der Vergangenheit der Fall war, bevor Sie die Krankheitssymptome entwickelten. Bereiten Sie sich also auf *neue* Gefühle, Gedanken und Handlungsweisen vor.

Denken Sie daran: Ihr Organismus ist äußerst intelligent und hat das Bestreben, sich selbst zu regulieren. Wir müssen einfach nur die entsprechenden Maßnahmen einleiten und die Heilung *zulassen*.

Sie werden auf Ihrer Reise immer wieder körperliche und geistig-seelische Symptome erleben. Symptome sind nichts Schlechtes. Sie sind äußerst wichtig und werden Ihnen bedeutsames Feedback liefern.

Lassen Sie zu, dass Selbstheilung geschieht. Leben ist Veränderung. Akzeptieren und wertschätzen Sie Veränderungen und damit das Leben selbst! Achten Sie die Signale Ihrer Körperintelligenz und lernen Sie von ihnen. Nehmen Sie das Leben voll und ganz an!

Ihre Motivation oder: Warum wollen Sie sich ändern?

Dies ist eine der wichtigsten Fragen auf Ihrem Weg zur Heilung:
- Warum?
- Warum möchte ich gesund sein?
- Was ist meine Motivation?
- Warum ist es wichtig für mich, gesünder und glücklicher zu sein und ein erfüllteres und erfolgreicheres Leben zu führen?

Nur wenn Sie motiviert genug sind, echte Veränderungen in Ihrem Leben vorzunehmen (wie klein sie auch immer sein mögen), werden Sie überhaupt aktiv werden. Vielleicht lesen Sie dieses und viele andere Bücher, nehmen an Seminaren teil, und wenn Sie wieder zu Hause sind, machen Sie genauso weiter wie vorher …

Halten Sie deshalb nun einmal inne! Nehmen Sie sich, bevor Sie umblättern und den Rest des Buches lesen, einen Moment Zeit und fragen Sie sich, *warum* Sie gesünder sein wollen. Notieren Sie mindestens zehn bedeutsame, emotionale, überzeugende und leidenschaftliche Gründe, warum Sie gesünder sein und ab *jetzt* mit kleinen Veränderungen Ihrer Lebensweise beginnen wollen.

Kapitel 2

Die fünf zentralen Punkte und Phasen des Heilungszyklus

Gesundheit hat Prozesscharakter

Der erste Schritt auf unserer META-Health-Reise besteht darin, den Prozess von Erkrankung und Heilung vom energetischen Standpunkt aus zu betrachten und uns stärker mit der angeborenen heilenden Intelligenz der Natur und unserer Körper-Geist-Ganzheit zu verbinden, damit unser Vertrauen wachsen kann.

In der Regel betrachten wir Krankheit und Gesundheit als feste, statische, voneinander abgegrenzte Seinszustände oder Befindlichkeiten. Wenn wir körperliche Symptome oder Signale wahrnehmen, die wir normalerweise *nicht* haben oder für deren Auftreten wir keine Ursache erkennen, dann sind wir nach herkömmlicher Betrachtungsweise krank, nicht wahr? Wenn Körper und Geist auf eine Weise reagieren, die außerhalb Ihres „normalen" Erfahrungsbereichs liegt, dann leiden Sie nach landläufiger Meinung unter einer Krankheit.

Aber ist das wirklich so? Sind Krankheit und Gesundheit wirklich *statische* Zustände?

Ganz sicher nicht! Bitte bedenken Sie einmal Folgendes: Unsere Körperparameter verändern sich ständig. Blut, Muskeln, Lymphsystem, ja, wirklich alle Teile unseres erstaunlichen, prozesshaft angelegten Organismus sind permanent „im Fluss". Daher gilt: Auch Erkrankung, Heilung und Gesundheit sind ein *Prozess* und die Symptome geben Ihnen ein Biofeedback dazu, welche Bereiche Ihres Lebens Ihrer Aufmerksamkeit bedürfen.

Jedes Symptom ist Teil eines Heilungsprozesses

Es gibt wahrscheinlich keinen einzigen Menschen auf der Welt, der *keine* Symptome hat. Selbst wenn Sie sich völlig gesund und vital fühlen, werden Ihr Geist oder Ihr Körper Symptome aufweisen. Denn Ihr Organismus ist ständig damit beschäftigt, innerhalb Ihres Systems das Gleichgewicht (wieder-) herzustellen (Homöostase). Symptome sind somit Teil einer komplexen und intelligenten Ausgleichs- oder Heilungsreaktion. Sie spiegeln die Art und Intensität dieses Heilungsprozesses wieder. Die „Krankheit" und die Symptome sind also nicht das Problem, man muss keine Angst vor ihnen haben. Sie sind vielmehr essenzielle Bestandteile (Momente, Aspekte) der Heilung und des Lebens selbst.

Jeder Erkrankungs- beziehungsweise Genesungsprozess ist eine intelligente Reaktion und strebt folgende Ziele an:
- Er hilft uns, zu überleben.
- Er hilft uns, mit traumatischen oder emotional herausfordernden Lebenssituationen, die wir erlebt haben, besser zurechtzukommen.
- Er unterstützt die Autoregulation unseres Organismus.
- Er ermöglicht es uns, Achtsamkeit zu entwickeln sowie emotional und spirituell zu wachsen.

Die typischen Symptome einer Krankheit (etwa Muskelschmerz, Kopfschmerzen, eine laufende Nase, ein Geschwür, Krebs, Leukämie, Angst) sind nicht die Krankheit an sich, sondern Elemente eines umfassenden und hochintelligenten Heilungszyklus. Wenn Sie Ihre Aufmerksamkeit von der Erkrankung auf die Heilung verlagern und die höhere Intelligenz in jedem Symptom erkennen, können Sie loslassen und sich für das unbegrenzte Heilungspotenzial Ihrer Körper-Geist-Ganzheit öffnen.

Selbstheilung ist die primäre „bio-logische" Naturkraft

Sie können Ihre Selbstheilungskräfte – so natürlich sie sind – „natürlich" auch beeinflussen (unterstützen), indem Sie …
… die Faktoren eliminieren und meiden, die Krankheiten verursachen,
… die Faktoren stärken, die Heilung und Autoregulation fördern.

Ein starkes Immunsystem, hohe Lebenskraft und Vitalität sind grundlegende Aspekte jedes Heilungszyklus. Ein bedeutsamer Krankheitsprozess kann durch therapeutische Interventionen unterstützt werden, die im Idealfall auf integrativer Medizin basieren.

Zusätzlich können Sie die häufig entmutigenden und negativen Bezeichnungen und Assoziationen (etwa: Krebs = Tod, oder: Viren = ansteckende Killer) durch stärkende Begriffe ersetzen und Ihren Blick auf positive Ergebnisse oder Ziele lenken. Dadurch wechseln Sie von einem krankheitsorientierten zu einem gesundheitsorientierten Bewusstsein.

Achten Sie also auf Ihre Gedanken und Überzeugungen, wenn Sie ein Symptom wahrnehmen. Welche Gedanken steigen in Ihnen auf? Nehmen Sie „alte", automatisierte Denkmuster bewusst und kritisch wahr und sagen Sie sich: „Das ist mein *altes* Gesundheits-Betriebssystem aus dem 19. Jahrhundert. Ich möchte es austauschen und bin bereit für ein neues."

Yin und Yang und der Fluss des Lebens

In der chinesischen Medizin und Philosophie wird das Konzept von Yin und Yang (Schatten und Licht) verwendet, um zu beschreiben, wie entgegengesetzte Pole oder scheinbar gegensätzliche Kräfte in der natürlichen Welt zusammenhängen und miteinander verbunden sind.

Yin und Yang sind keine Gegensätze (Dualitäten), sondern sie ergänzen einander, in Form des Unsichtbaren (verborgen, weiblich)

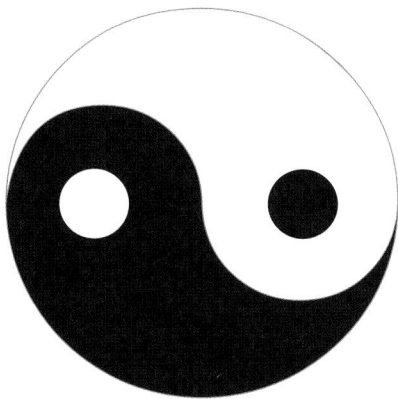

und des Sichtbaren (sinnlich wahrnehmbar, männlich). Sie agieren miteinander, um im Rahmen eines dynamischen Systems ein größeres Ganzes zu erschaffen. *Alles* im Universum hat sowohl Yin- als auch Yang-Aspekte, denn um Licht und Helligkeit zu erkennen und zu verstehen, bedarf es des Vergleichs mit der Dunkelheit und Schatten kann es ohne das Vorhandensein von Licht nicht geben. An einem bestimmten Objekt, an Ihrem Körper oder an einem bestimmten Organ kann sich allerdings einer der beiden Aspekte *stärker* manifestieren als der andere.

Beispiele für diese einander ergänzenden Energien lassen sich in allen Lebensbereichen finden:
– Unten und oben
– Links und rechts
– Innen und außen
– Dunkel und hell
– Kalt und warm
– Stille und Bewegung
– Sympathisches und parasympathisches Nervensystem

„Yin und Yang sind das Gesetz von Himmel und Erde, die Grundlage von allem, die Eltern des Wandels, der Ursprung von Entstehung und Zerstörung." (Suwen)

> *Empfehlung Nr. 6:*
> Nehmen Sie wahr, dass das Leben ein „Tanz" zwischen den einander gegenüberstehenden, aber auch einander ergänzenden Energien von Yin und Yang ist.

Wenn Sie einmal bewusst darauf achten, werden Sie feststellen, dass alles, was Sie fühlen, ebenso wie Ihre Gedanken und die physische, materielle Wirklichkeit ständig zwischen diesen beiden Polen der Existenz schwingen oder hin und her fließen. Vielleicht meditieren Sie einmal darüber – und Sie werden staunen …

Die Polarität der Gesundheit

Vereinfachend können wir sagen, dass jede Krankheit ein Ungleichgewicht zwischen den Energien von Yin und Yang darstellt. Ist entweder Yin oder Yang im Übermaß vertreten, so ist Ihr Körper nicht mehr im Gleichgewicht und es treten Symptome in Körper, Geist oder sozialem Umfeld auf. Wenn Sie beispielsweise viele Tage oder Wochen lang 20 Stunden hintereinander aktiv sind (Yang) und nur rund 4 Stunden pro Tag schlafen und sich regenerieren (Yin), dann werden Sie irgendwann körperliche oder psychische Probleme bekommen.

Das gleiche Prinzip gilt für einzelne Organe. Wenn Ihre Leber ständig gefordert ist und Überstunden machen muss (Yang), um ein Übermaß an Alkohol, Lebensmittelzusätzen oder Ähnlichem zu verarbeiten, und wenn sie gleichzeitig zu wenig Zeit für Regeneration (Yin) hat, dann können Symptome wie Fettleber oder Leberkrebs auftreten.

Der Zyklus von Erkrankung und Heilung

Sicher ist Ihnen schon einmal aufgefallen, dass Ihre Symptome zu einem ganz bestimmten Zeitpunkt begonnen haben: Irgendetwas ist passiert und gleich danach sind da diese Rückenschmerzen oder ein Ausschlag oder Sie leiden plötzlich an Bluthochdruck. An irgendeinem Punkt verschwinden die Symptome dann wieder, entweder von selbst oder durch irgendeine Form von Behandlung.

Ohne größere Analyse können wir also feststellen, dass es bei jeder Erkrankung und in jedem Heilungszyklus wenigstens zwei klar definierte Punkte gibt: das Auftreten und das Verschwinden der Symptome.

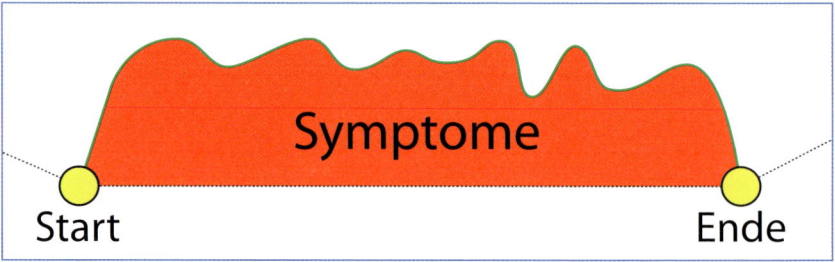

Wir möchten dabei allerdings nicht stehen bleiben, sondern *alle* wichtigen Punkte und Phasen einbeziehen, die Teil eines vollständigen Heilungszyklus sind. Ein vollständiger Heilungszyklus durchläuft nämlich insgesamt fünf Hauptpunkte und Hauptphasen.

Bewusst nehmen Sie in der Regel immer nur Teile dieses Prozesses wahr, etwa eine Entzündung, Kopfschmerzen oder Erschöpfung in der Regenerationsphase oder hohen Blutdruck in der Stressphase. Ein natürlicher Kreislauf von Belastung (Yang) und Regeneration (Yin) läuft aber ständig in Ihrem Körper ab und das ist der hauptsächliche Prozess, mit dem Ihr Organismus Gleichgewicht herstellt.

Gesundheit kann man als Gleichgewicht zwischen Yin und Yang betrachten – als Harmonie zwischen Körper, Geist, Seele und Umfeld, als ausgeglichener Rhythmus von Aktivität am Tag und Regeneration in der Nacht. *Tagsüber* verbrennen Sie Energie, sind aktiv und kreativ (– das *sympathische* Nervensystem ist stärker in Aktion). *Nachts* erholen Sie sich und laden Ihre Batterien wieder auf (– dann ist das *parasympathische* Nervensystem aktiv).

Werfen wir nun einen genaueren Blick auf die verschiedenen Aspekte dieser fünf Hauptpunkte und Hauptphasen und wie sie sich auf Körper und Geist auswirken.

1. Der Stressauslöser

Neben den *offensichtlichen* Risikofaktoren wie Unfällen, Vergiftungen, Mangelernährung, Fehlernährung, Bewegungsmangel, genetischer oder vererbter Konstitution, Schadstoffen, Nebenwirkungen von Chemikalien oder Medikamenten und vielen anderen mehr sollten Sie Ihr Augenmerk vor allem auf Stressauslöser im geistigen, körperlichen oder sozialen Bereich lenken. Wissenschaftler und Heilkundler Art erkennen mehr und mehr, dass Stress und Emotionen beim Auslösen von Symptomen eine wichtige, wenn nicht sogar entscheidende Rolle spielen. Es scheint so, als passierte dann plötzlich etwas, was uns aus dem Gleichgewicht bringt oder das natürliche Gleichgewicht verändert. Irgendetwas in unserem Inneren oder außerhalb von uns löst etwas aus und plötzlich fühlen und denken wir anders als zuvor. Wir alle kennen solche Stressauslöser aus eigener Erfahrung.
Bekannte Stressauslöser sind beispielsweise:
- Traumatische oder bedeutsame emotionale Lebenserfahrungen wie:
- Verlust einer nahestehenden Person
- Verlust des Arbeitsplatzes oder eines Objekts
- Untreue des Ehepartners
- Scheidung oder andere Trennungen
- Unfälle
- Existenzangst (nichts zu essen oder kein Geld)
- Ausschluss aus der Gesellschaft
- Gefühle der Wert- oder Nutzlosigkeit

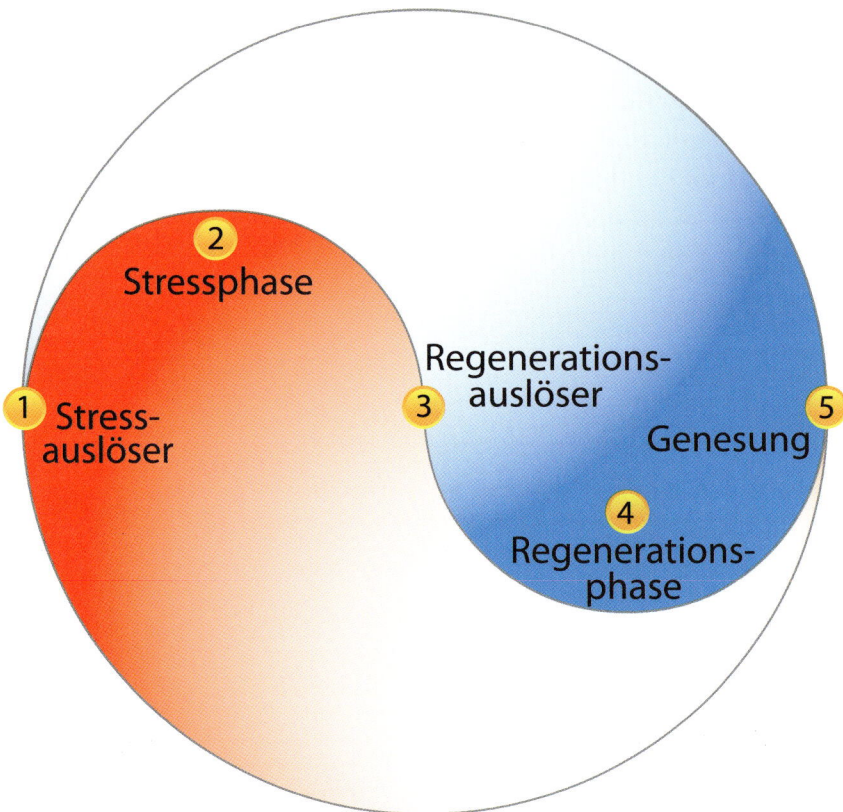

Die 5 Hauptphasen und -punkte des Heilungszyklus

Bedingte Reflexe (beim Erinnern eines Traumas):
- Wenn man jemanden mit der gleichen Stimmlage hört wie die des Vaters, der einen als Kind missbraucht hat …
- Wenn der Ex-Partner am Telefon ist und einen anschreit wie früher …
- Wenn angsterfüllte Gedanken und Selbstgespräche sich ständig wiederholen …
- Wenn man von einer vor langer Zeit durchlittenen Vergewaltigung träumt …

Absender:

Name _____

Straße _____

PLZ _____ Ort _____ Nr. _____

Land _____

Telefon _____

Telefax _____

E-Mail _____

Deutsche Post
ANTWORT

VAK Verlags GmbH
Eschbachstraße 5
79199 Kirchzarten
Deutschland

Bitte
ausreichend
frankieren

Bitte informieren Sie mich regelmäßig

☐ per Post
☐ Monatsangebot per E-Mail
☐ Ich möchte Ihren E-Mail-Newsletter abonnieren:

_____
(meine E-Mail-Adresse)

Diese Karte entnahm ich dem Buch:

Mein Kommentar:

Bitte senden Sie mir

☐ **VAK-Gesamtprogramm**
Bücher rund um Gesundheit, Pädagogik, NLP, Neues Denken, Kinesiologie

☐ **x-Sachen-Katalog**
Lernen, Gesundheit, Nahrungsergänzung, pädagogisches Spielzeug, Kinesiologie

☐ **IAK-Kursprogramm**
Seminarangebot Kinesiologie, Lernen, Gehirntraining und Veranstaltungen mit VAK-Autoren

Besuchen Sie uns auf unserer Website: www.vakverlag.de

Traumen oder die Erinnerung an sie (hierzu später mehr) können eine Reaktion auslösen, die stets eine Reaktion des Gesamtsystems ist, mit Symptomen auf allen Ebenen des Organismus (Körper, Emotionen, Gedanken, Gehirn, Nervensystem und so weiter).

Natürlich löst nicht jede Erfahrung im Leben eine Reaktion des Systems beziehungsweise eine Krankheit aus. Nur wenn die erlebte Situation als traumatisch, konfliktreich, hoch emotional oder belastend erlebt wird, werden Körper und Geist reagieren.

> *Empfehlung Nr. 7:*
>
> Lernen Sie Ihre Stressauslöser kennen. Nehmen Sie sich einen Moment Zeit und schauen Sie nach innen. Nehmen Sie ihre wiederkehrenden Emotionen und Gedanken wahr, die in der Regel recht eindeutig zeigen, welche Stressauslöser Ihnen immer wieder begegnen. Notieren Sie zunächst Ihre belastenden Emotionen. Bitten Sie dann Ihre höhere Intelligenz (Ihr Unterbewusstsein), Ihnen mitzuteilen, welche Symptome mit den negativen Emotionen verbunden sind.

2. Die Stressphase

Das Trauma oder die Erinnerung an das Trauma lösen die Stressphase (Yang) aus, die bis zum Umkehrpunkt (Übergang zur Regenerationsphase) anhält oder bis zu dem Punkt, an dem Sie die Lebenslektion gelernt haben und Körper und Geist sich wieder im Gleichgewicht befinden.

Wir sprechen hier nicht von Stress in dem Sinne, in dem das Wort landläufig verwendet wird. Stress beziehungsweise Belastung kann durchaus *gut* für Sie sein und ist ein wichtiger Teil des Lebens. Im Rahmen von META-Health bezeichnet Stress ein spezifisches Phänomen. So könnte man zum Beispiel sagen: „Eines meiner Organe ist

Stress ausgesetzt." Die Art von Stress, von der wir hier sprechen, ist ein erhöhter, fortdauernder sympathischer Status, der unmittelbar mit einem bestimmten Organgewebe (beispielsweise der Epidermis) und einem bestimmten Trauma (Kontaktverlust) verbunden ist.

Zum Zeitpunkt des Traumas (oder der Erinnerung an das Trauma) wird Ihr normaler Tag-Nacht-Rhythmus unterbrochen und Ihr Organismus beginnt sich auf die neue Lebenssituation einzustellen, indem er alltägliche Funktionen außer Kraft setzt und sich (und das betroffene Organ) ganz darauf ausrichtet, sich um das „Problem" zu kümmern. Durch Anpassen der biologischen Funktionsweise des betroffenen Organs versucht Ihre innere Intelligenz, die Heilung zu unterstützen und das Gleichgewicht wiederherzustellen.

Charakteristische Symptome der (sympathischen) Stressphase

Vegetatives Nervensystem: Der Organismus ist einer anhaltenden Belastung und einem sympathischen Zustand ausgesetzt – das entspricht einem verlängerten Tagrhythmus. Typische Symptome können sein:
− Kalte Hände und Füße
− Geringer Appetit
− Schlaflosigkeit
− Erhöhter Blutdruck
− Erhöhter Puls
− Schnelle und flache Atmung
− Erweiterte Pupillen
− Nervosität und kalter Schweiß
− Erhöhte Glukosewerte
− Erhöhte Blutzuckerwerte
− Erhöhter Adrenalinspiegel
− Gewichtsverlust
− Allgemeiner Verlust an Energiereserven

Organ: Das betroffene Organ wird über den emotionalen Kontext bestimmt, also über das, womit Sie die traumatische Situation unbewusst in Verbindung bringen. Das Organ reagiert auf eine der folgenden Arten:
- Überfunktion (Zell- und Gewebezunahme, Tumor oder Ähnliches)
- Unterfunktion (Zell- und Gewebereduktion, Nekrose, Geschwür …)
- Nachlassen der Funktion, der Leistungsfähigkeit (etwa der Augen oder der Muskeln …)

Geist: Ihr emotionaler und Ihr psychischer Zustand ändern sich und passen sich an Ihre Wahrnehmung des Traumas an. Sie verspüren womöglich Wut, Trauer oder andere Emotionen und Ihre Gedanken kreisen unaufhörlich um das Thema. Typische Symptome sind:
- Zwanghaftes Denken
- Emotionaler Stress
- Starke Gefühle
- Persönlichkeitsveränderungen
- Erhöhte Aufmerksamkeit für die Umstände, die mit dem Trauma verbunden sind

Symptome: Typische Symptome, die während dieser Stressphase auftreten können, sind:
- Hoher Blutdruck
- Magengeschwür
- Brustdrüsentumor
- Diabetes
- Vergrößerte Prostata, höherer PSA-Wert
- Abnehmende Sehkraft, verschlechtertes Hören
- Depressionen
- Manisch-depressive Erkrankungen
- Aggressionen
- Starkes Konkurrenz- und Revierverhalten

> *Empfehlung Nr. 8:*
>
> Erstellen Sie eine Liste Ihrer sympathischen Stresssymptome. Machen Sie sich bewusst, auf welche Weise Ihr Organismus Stress anzeigt: Wird Ihre *Atmung* flach? Können Sie nicht aufhören, über ein bestimmtes Problem *nachzudenken*? Haben Sie *Gewicht* verloren? Woran genau merken Sie, dass Sie im Stress sind? Erstellen Sie eine vollständige und detaillierte Liste Ihrer körperlichen und geistigen Stresssymptome.

3. Der Regenerationsauslöser

Der Regenerationsauslöser ist der Wendepunkt im Heilungszyklus und markiert den Wechsel von der sympathischen Stressphase (Yang) zur parasympathischen Regenerations- oder Reparaturphase (Yin). Dieser Wendepunkt lässt sich in der Regel gut am plötzlichen Umschwung unseres körperlichen, emotionalen und mentalen Befindens erkennen.

Die Wende wird normalerweise dadurch eingeleitet, dass der Stressauslöser oder die belastende Situation nicht mehr vorhanden sind. Mögliche Regenerationsauslöser können sein:

Eine Lösung im realen Leben
– Unser krankes Kind ist wieder gesund.
– Unsere Geldstreitigkeiten mit Verwandten sind geklärt.
– Wir haben unser Angebot für ein wichtiges Geschäftsprojekt fristgerecht abgeliefert.
– Der stressige Arbeitsplatz wurde gewechselt oder ein Urlaub steht bevor.
– Der unbeliebte Vorgesetzte wurde in eine andere Abteilung versetzt.
– Dank einer unerwarteten Überweisung auf unser Konto können wir etwas dringend Benötigtes kaufen.

**Innere, seelische Lösung bedingter Reflexreize
(Erinnerung an das Trauma)**
– Sie haben die Auslöser, die mit dem Thema „brüllende Männer" verbunden sind, außer Kraft gesetzt und werden einfach nicht mehr wütend.
– Nach einem guten, liebevollen Gespräch mit Ihrem Ehemann steigt Ihr Selbstwertgefühl.
– Sie haben die mit einer früheren Beziehung verbundenen schlechten Gefühle losgelassen und der Anblick eines Fotos Ihrer Ex-Partnerin löst keine unbewusste emotionale Reaktion mehr aus.
– Die Träume vom „verlorenen" Ehemann hören auf.
– Sie haben gelernt, auf das Universum (oder auf Gott) zu vertrauen und sind auch mit wenig Geld auf dem Konto zufrieden.

An diesem Wendepunkt wechselt unser Organismus das „Programm", und zwar weg von Yang, Stress und sympathischer Aktivität und hin zu Yin, Regeneration und parasympathischem Status. Die Energie oder Emotion, die mit einem Trauma verbunden ist, muss nun ebenso wie die damit zusammenhängende Körper-Geist-Reaktion transformiert werden.

Im Falle der Lösung durch eine reale Lebenssituation entspricht die Intensität und Länge der Regenerationsphase in etwa der Intensität, Energie und Länge der Stressphase:
- Bei einer Emotion, die mit Näheverlust assoziiert ist (Haut, Epidermis) und etwa 7 Tage anhält (Stressphase), liegt die Regenerationszeit bei etwa 7 bis 10 Tagen (Hautausschlag, rote, entzündete Haut).
- Ein Gefühl von Überforderung (Herzmuskel) kann sich in der Regenerationsphase mehrere Tage lang in Form von starkem Herzklopfen und Brustschmerzen bemerkbar machen (sofern die vorangehende Stressphase ebenfalls einige Tage andauerte).

Bei Lösungen im realen Leben sind der tatsächliche Stressauslöser und die Emotionen in der Regel nicht mehr vorhanden. Die Belastung ist verschwunden und Sie können sich entspannen. Das bedeutet jedoch nicht notwendigerweise, dass Sie Ihre Lektion tatsächlich gelernt haben. Es kann sein, dass Sie unbewusst wieder genauso reagieren, sobald der Stressauslöser erneut auftritt.

Bei inneren Lösungen auf Seelenebene wurde die blockierte Energie transformiert. Sie haben die tiefere Bedeutung der Körper-Geist-Signale erkannt und müssen nicht mehr unbewusst mit Symptomen reagieren, wenn der Stressauslöser erneut auftritt. Sie sind „darüber hinweg".

Interessanterweise lassen sich Intensität und Dauer der Heilung stark verkürzen, insbesondere dann, wenn geeignete Techniken und Methoden der Transformation eingesetzt werden. Sogenannte Wunder und Spontanheilungen sind immer Meta-Heilungen und Lösungen auf der inneren Seelenebene.

Schon Einstein sagte sinngemäß, dass Energie nicht verloren gehe, sondern nur ihre Form verändere. Das bedeutet: Die Energie wandelt sich entweder in Ihrem physischen Körper um (Organ – biologische Lösung) oder Sie transzendieren die Energie durch Gewahrsein, ein höheres Bewusstsein und persönliches Wachstum (Lösung auf der Seelenebene).

4. Die Regenerationsphase

Am Wendepunkt, dem Regenerationsauslöser, schaltet Ihr Nervensystem von der sympathischen Yang- auf die parasympathische Yin-Arbeitsweise um. Der Stressauslöser ist verschwunden und nun möchte und braucht Ihr Körper Ruhe, um sich zu erholen und den während der Stressphase entstandenen Schaden zu reparieren. Ein erhöhter Stoffwechsel und der Aufbau körperlicher Reserven haben nun oberste Priorität.

Charakteristische Symptome der Regenerationsphase

Vegetatives Nervensystem: Am Wechselpunkt von der Stress- zur Regenerationsphase stellt Ihr Körper auf den parasympathischen Zustand um – einen erweiterten Nachtrhythmus. Typische Symptome können hierbei sein:
- Sehr warme Hände und Füße
- Müdigkeitsgefühl
- Gefühl des Ausgelaugtseins oder der Erschöpfung; Wunsch, zu schlafen oder zumindest nichts zu tun und zu entspannen
- Müdigkeit und Schwäche
- Guter Appetit (speziell gegen Mitte oder Ende der Regenerationsphase)
- Niedriger Blutdruck
- Niedrigerer Puls, geringere Atemfrequenz
- Höhere Körpertemperatur
- Gesteigerte Verdauung und Ausscheidungsfunktionen
- Gesamter Stoffwechsel und alle Funktionen, die Energiepegel und Reserven steigern, arbeiten verstärkt

Organ: Jetzt hat der Organismus Zeit, den in der Stressphase entstanden Schaden zu reparieren. Das Organ regeneriert sich auf folgende Weise:
- Rückkehr zur Normalfunktion (Sehstärke, Muskeln …)
- Überfunktion (Zell- und Gewebewachstum, Tumor …)
- Unterfunktion (Zell- und Geweberückgang, Nekrose, Geschwür …)

Geist: Das Trauma und speziell der mit dem Trauma verbundene Stress hat sich gelegt. Das belastende und zwanghafte Denken hört auf. Sie verspüren womöglich ein Gefühl der Erleichterung, so, als ob Ihnen eine Last von den Schultern genommen worden wäre.

Symptome: Charakteristische Organsymptome, die während der Regenerationsphase auftreten können:
- Alle Arten von Entzündungen, Fieber, Rötungen, Hitze, grippale Infekte, Ohrenentzündungen und Ähnliches
- Rheumatische Schmerzen oder Kopfschmerzen
- Leukämie
- Herzanfälle
- Brustdrüsentumore
- Kopfschmerzen, Schwindel

Auch wenn wir diese Phase als Regenerations- oder Reparaturphase bezeichnen, bedeutet dies nicht unbedingt, dass der Prozess immer glatt und ohne Komplikationen abläuft. Häufig ist genau das Gegenteil der Fall. Viele der bekannteren Krankheitssymptome treten während der Regenerationsphase auf.

Im Idealfall schenken wir Körper und Geist während dieser Phase Aufmerksamkeit und Energie, um uns von den vorangegangenen Anstrengungen zu erholen. Im wirklichen Leben fällt dies häufig flach. Entweder lassen die Lebensumstände nicht zu, dass wir uns ausreichend Zeit zur Erholung nehmen, oder wir missverstehen die Signale, die der Körper uns gibt, und handeln entgegen unseren eigentlichen Bedürfnissen. Wenn uns eine schwere Erkältung plagt oder wir uns überfordert fühlen, wäre es natürlich, uns für ein paar Tage oder eine Woche ins Bett zu legen, damit wir uns entspannen und unserem Körper ausreichend Zeit zur Heilung geben können.

Machen Sie sich klar, dass jegliches Handeln, das dem natürlichen Rhythmus Ihres Körpers zuwiderläuft, die Heilung behindert und verzögert. Eine vollständige Genesung wird dann schwieriger – das spiegelt sich in der Vielzahl und hohen Verbreitung chronischer Krankheiten.

> *Empfehlung Nr. 9:*
>
> Erstellen Sie eine Liste Ihrer parasympathischen Regenerationssymptome. Machen Sie sich bewusst, auf welche Weise Ihr Körper und Geist regenerieren. Welche Symptome nehmen Sie wahr, wenn Ihr Körper sich nach einer anstrengenden Zeit erholt? Schlafen Sie tagelang? Empfinden Sie Schmerzen? Nehmen Sie an Gewicht zu? Nehmen Sie sich ein Notizbuch und notieren Sie Ihre Regenerationssymptome.

5. Die Genesung

Mag der Heilungszyklus nun Stunden, Tage, Monate oder Jahre in Anspruch nehmen – schließlich kehrt der Organismus zu seinem funktionstüchtigen „Normalzustand" zurück und wir fühlen uns wieder gesund. Nachdem er eine intelligente Gegenmaßnahme zu der belastenden Lebenssituation eingeleitet hat, ist das Gleichgewicht wieder hergestellt – Körper, Geist und Seele sind wieder in Harmonie. Der Yang-Tagesrhythmus und der Yin-Nachtrhythmus haben sich normalisiert und Sie sind wieder „ganz Sie selbst".

Dies ist der wichtigste Teil des Heilungsprozesses. Häufig aber konzentrieren Sie sich allein auf die Krankheit, die Symptome beziehungsweise das „Problem" anstatt auf das, was Sie wirklich wollen, nämlich meta-gesund sein.

Kapitel 3

Zusammenhänge zwischen Organen, Stress, Emotionen und Überzeugungen

Organe haben Symptome

Wir wenden uns jetzt den Organen unseres Körpers einmal genauer zu. Viele von uns wissen ziemlich wenig darüber. Ich habe einmal zehn Freunde getestet und sie konnten nicht einmal genau sagen, *wo* sich Leber, Gallenblase, Nieren, Milz, Dickdarm und Dünndarm im Körper befinden; erst recht konnten sie nicht erklären, welche Funktion die einzelnen Organe haben.

Bei der neuen Sichtweise von META-Health konzentrieren wir uns nicht ausschließlich auf die Symptome. Stattdessen blicken wir auf das betroffene Organ, weil dieses sozusagen die funktionale und energetische Einheit darstellt, die ein Gesundheitsproblem hat.

> *Ein Symptom ist nichts weiter als ein Symptom.*
> Das erscheint vielleicht zunächst ganz logisch, ja banal, aber in der Regel sind wir so sehr damit beschäftigt, *Symptome* zu diagnostizieren und zu behandeln, dass wir ganz vergessen, auf den Körperteil zu schauen, der tatsächlich *betroffen* ist, und das ist das *Organ*.

Natürlich ist jedes Organ Teil eines größeren Systems und des Organismus, ähnlich wie jeder Mensch Teil eines größeren Systems ist, beispielsweise einer Familie oder Gesellschaft.

Die verschiedenen Organgewebe

Im Rahmen von META-Health nehmen wir die Organangaben sehr genau; das bedeutet, dass wir meistens über ein bestimmtes Organgewebe oder einen bestimmten Teil des Organs reden. Warum ist das so? In Abhängigkeit von seiner embryonalen Zellstruktur und seiner Verbindung zu einer bestimmten Gehirnregion kann man ein Organ wie beispielsweise die Gebärmutter in verschiedene Funktionseinheiten unterteilen:
– Cervix (Gebärmutterhals)
– Uterusmuskeln
– Gebärmutterschleimhaut
– Eileiter

Im Vergleich dazu besitzt die Haut zwei verschiedene Gewebe, die mit zwei unterschiedlichen Bedeutungen verbunden sind:
– Äußere Haut – Epidermis (oberste Hautschicht) = Näheverlust
– Innere Haut – Dermis – (unter der Epidermis) = Beschmutzung

Es ist daher wichtig, nicht nur auf Haut, Leber oder Nieren ganz allgemein zu schauen, sondern jedes Organgewebe einzeln zu betrachten. Wie sinnvoll das ist, das zeigt sich daran, dass jedes Organgewebe auf ganz bestimmte Stressfaktoren und Emotionen reagiert. Wann immer hier also der Begriff „Organ" verwendet wird, geht es um ein ganz bestimmtes Organgewebe (ein „Meta-Organ"), für das Folgendes gilt: Es verfügt über eine spezifische Organreaktion sowie spezifische Stressauslöser und Emotionen und es ist direkt mit einer bestimmten Hirnregion verbunden.

Intelligente Körper- und Organreaktionen

Wir sind darauf konditioniert, unsere körperlichen und seelischen Symptome als Krankheit zu betrachten, als etwas, was *nicht* da sein sollte. Doch entgegen dieser üblichen, verbreiteten Meinung haben Symptome eine *Bedeutung* und liefern uns wichtige Hinweise.

Der *Auslöser*, bei dem es sich fast immer um etwas Hervorstechendes, um ein bedeutsames Ereignis in Ihrem Leben handelt, das Ihnen im Gedächtnis bleibt (sofern Sie es nicht tief in Ihrem Unterbewusstsein vergraben haben), dieser Auslöser ist Ausgangspunkt für einen multidimensionalen Heilungsprozess. Ihr Organismus, Ihre höhere Intelligenz, passt sich jeweils an die neu entstandene Lebenssituation an. Das hilft Ihnen dabei, besser mit dem Trauma umzugehen. Sie haben mehr Energie (Nebennieren), Ihr Herz pumpt schneller, Ihre Prostata funktioniert besser (höherer PSA-Wert, mehr „Männlichkeit") und Ihre Wahrnehmung verändert sich (um mit dem Trauma und der Sie stark beanspruchenden Lebenssituation zurechtzukommen und eine Lösung zu finden).

Es ist ganz erstaunlich zu beobachten, wie intelligent der Organismus auf eine belastende Lebenssituation reagiert – oder genauer gesagt: auf Ihre subjektive Wahrnehmung dieser Situation. Der Heilungsprozess beginnt genau zu dem Zeitpunkt, wenn wir den Stressauslöser erleben, weil unser Organismus sich auf jede neue, unerwartete Situation einstellt. Sobald die Belastung verschwindet, kann er sich dann regenerieren und die Heilung abschließen. Jeder Teil dieses Zyklus ist von gleicher Wichtigkeit.

Ihr Organismus passt sich auf folgende Weise an eine neue Lebenssituation an:
- mit dem Steigern oder Reduzieren der Organfunktion
- mit einer Änderung des Status des Nervensystems
- mit dem Hervorbringen bestimmter Emotionen und Gedanken, um besser mit dem unerwarteten Thema umgehen zu können.

Sobald Sie beginnen, auf diese erstaunliche Intelligenz und den Selbstregulierungsmechanismus zu *vertrauen*, werden Sie gesünder, glücklicher und stärker im Einklang mit sich selbst sein.

Überlebensprogramme

In dem Moment, in dem Sie ein Trauma erleben oder in dem ein Stressauslöser wirkt, reagiert Ihre unbewusste Intelligenz mit zwei sehr ausgeprägten Programmen, die das Überleben Ihrer Körper-Geist-Ganzheit unterstützen sollen.

Körperliche Überlebensprogramme

Wenn Ihr körperliches Überleben gefährdet ist, wird Ihre innere Intelligenz alles zum Sichern Ihres Überlebens Erforderliche tun. Ihr Organismus wird die Organfunktionen steigern, zum Beispiel die Funktion von Prostata, Herzbeutel, Brustdrüsen oder Haut. (Funktionssteigerung)

Aus Sicht der Evolution sind diese Überlebensreaktionen sehr alt und mit einem schon lange vorhandenen Teil Ihres Gehirns verbunden, nämlich mit dem Hirnstamm und dem Kleinhirn. Diese Programme umgehen Ihren Verstand, sind instinktgesteuert und haben nichts mit Ihrem normalen Denken oder Ihren Überzeugungen und Werten zu tun. Sie betreffen Ihre grundlegende Funktionsweise und Ihr Überleben als Individuum (oder als Stamm oder Familie).

Forscher bezeichnen diesen Teil des Gehirns häufig als Säugetiergehirn, weil Tiere sehr ähnlich reagieren, wenn sie mit Bedrohungen für ihr Überleben konfrontiert werden.

Geistig-seelische Überlebensprogramme

Wir Menschen haben unser Gehirn und unsere Fähigkeiten im Vergleich zum Tier weiterentwickelt und verfügen über wesentlich komplexere Organismen und Systeme. Unsere Körper-Geist-Ganzheit ist ziemlich ausgeklügelt und geht über rein biologische, tierische Programme hinaus. Wir sind *bewusste* Wesen, die sich bewusst wahrnehmen und über die erstaunlichen Fähigkeiten verfügen, mit ihrer Umgebung zu interagieren und auf ein höheres Bewusstsein zuzugreifen.

Unsere geistig-seelische Ebene besteht aus allen Emotionen, Gefühlen, Erkenntnissen, Überzeugungen und Werten, die wir im Laufe der Zeit entwickelt haben – wobei ich mit „Zeit" hier nicht allein das aktuelle Leben meine: Manche sind ja der Auffassung, dass dazu auch reaktive Muster gehören, die von ihren Ahnen, ihrer Familie, von Erfahrungen aus früheren Leben stammen.

Unser geistig-seelischer Anteil kann als eine Einheit verstanden werden, die unserem Körper ähnelt, aber auf einer mehr subtilen, nichtmateriellen Ebene existiert. Eckhart Tolle beispielsweise nennt diesen Teil von uns „Schmerzkörper". Wenn *sein* Überleben gefährdet ist, wird Ihre innere Intelligenz alles zum Sichern des Überlebens Erforderliche tun. Dieses Überleben ist in der Regel dann bedroht, wenn wir keine Strategie haben, wie wir mit einer schwierigen Lebenssituation umgehen sollen (– wir haben die Situation noch nie zuvor erlebt und haben kein vordefiniertes Programm, wie wir darauf reagieren sollen) oder wenn unsere Werte und Überzeugungen im Widerspruch zu der Situation stehen, die wir gerade erleben.

Unsere Körper-Geist-Ganzheit wird dann mit Abnahme der Organfunktionen (Funktionsminderung) reagieren, beispielsweise mit geringerer Sehschärfe (Glaskörper des Auges), abnehmendem Hörvermögen (Ohren), verschlechtertem Tastsinn (Haut) und Ähnlichem.

Evolutionär betrachtet sind diese Reaktionen neu (relativ jung) und mit den neueren Teilen des menschlichen Gehirns verbunden, und zwar mit der Großhirnrinde und der Medulla. Auch diese Programme umgehen unseren Verstand und unsere normale Wahrnehmung. Plötzlich fühlen, denken und reagieren wir *anders*. Unsere innere Intelligenz hat die Reaktionen von Körper und Geist angepasst, damit wir mit der traumatischen und belastenden Situation besser umgehen können.

Entscheidend ist, woran wir glauben, was wir wertschätzen und wie unsere Erfahrungen in der Vergangenheit aussahen, denn all dies bildet die Basis für Traumen und Konflikte, die wir in der Zukunft erleben werden.

Dabei hilft uns das Wissen um die Bedeutung von Überzeugungen und Werten sowie ihr Zusammenhang mit bestimmten Krankheiten, denn so können wir Stressauslöser bewusst loslassen und in unserem Organismus wieder ein Gleichgewicht herstellen.

Wie Organe in der Stress- und Regenerationsphase reagieren

Wenn Sie sich erst einmal mit der Vorstellung vertraut gemacht haben, dass eine spezifische Art von Stress sich auf ein bestimmtes Organ auswirkt (oder genauer gesagt: auf ein bestimmtes Organgewebe), dann leitet sich daraus gleich die nächste Frage ab: Wie *reagiert* das Organ, während es unter Stress steht, und was passiert, sobald die Belastung verschwunden ist? Organe reagieren unter *Stress* auf zweierlei Weise:
– Unterfunktion = Funktionsverlust (teilweise oder komplett), Abnahme der Zahl der Zellen
– Überfunktion = erhöhte Funktion, Zunahme der Zahl der Zellen

Befindet sich das Organ in der *Regenerationsphase*, wird es die vorherige „Belastungsreaktion" ausgleichen, indem es genau entgegengesetzt reagiert:
– Überfunktion = erhöhte Funktion, Rückkehr zur Normalität, Zellzunahme
– Unterfunktion = Rückkehr zur Normalfunktion, Zellabnahme

Das ist ein äußerst wichtiger Punkt. Wenn Sie wissen, wie ein Organ einerseits unter Stress und andererseits in der Reparatur- beziehungsweise Regenerationsphase reagiert, dann haben Sie mit einem Mal eine Strategie und einen Zeitrahmen und wissen, auf welche Weise das Organ den Erkrankungs- oder Heilungsprozess durchläuft.

Typische Organreaktionen in der Stressphase sind etwa folgende:
- Zunehmender Stress treibt den Blutdruck in die Höhe.
- Erhöhte Verarbeitung eines Problems verschlimmert Magengeschwüre.
- Das Gefühl, kein richtiger Mann zu sein, erhöht die Prostatafunktion (höherer PSA-Wert).
- Während des Tages (Aktivität / Stress) nehmen die Symptome zu.

Für die Regenerationsphase sind diese Organreaktionen typisch:
- Symptome wie beispielsweise Schmerzen nehmen in der Nacht oder in Ruhezeiten zu.
- Gewebe schwillt stärker an (stärkere Flüssigkeitsansammlung im Körper).
- Entzündung, Fieber, Rötungen nehmen zu.
- Nach Ruhephasen (beispielsweise morgens nach dem Aufstehen) treten vermehrt Kopfschmerzen oder Schwindel auf.

Für den Moment ist es vor allem wichtig zu wissen, dass jedes Organ in der Stress- oder Regenerationsphase in Form einer Über- oder Unterfunktion reagieren und sehr spezifische Symptome aufweisen kann. Bei der Organreaktion wird in der Regel zunächst darauf geschaut, welcher Hirnbereich mit dem betroffenen Organ in Verbindung steht und ob das Organ mit einer Unterfunktion (−) oder einer Überfunktion (+) reagiert. Ein Beispiel: Das Blasengewebe ist mit der Hirnrinde verbunden (Unterfunktion in der Stressphase, Überfunktion in der Regenerationsphase).

Unser Organismus ist sehr komplex, und selbst wenn Sie viele gesundheitliche Probleme selbst heilen können, werden Sie manchmal Hilfe benötigen oder wünschen. Holen Sie dann eine Expertenanalyse ein und lassen Sie sich von einem META-Health-Spezialisten auf Ihrem Heilungsweg begleiten. Einen META-Health-Spezialisten in Ihrer Nähe finden Sie über diese Website: www.metamedicine.info/de

Denken und fühlen Sie biologisch-energetisch!

Man hat uns angeleitet, klug zu sein, möglichst viel zu wissen und meisterhafte Verstandesmenschen zu werden. Allerdings, emotionale Traumen und Auslöser sind nicht geistiger Natur, sondern haben eher mit Instinkt zu tun, ganz wie bei Tieren. Sie gehören zu unserer unbewussten evolutionären Programmierung.

Emotionale Traumen und Auslöser sind Teil unserer tiefsitzenden Überlebensstrategien und erfüllen wichtige innere Bedürfnisse. Der Verstand und unser rationales Denken werden dabei einfach übergangen, sodass Menschen auf die gleiche Weise von ihnen betroffen sind wie Tiere. Wir setzen dann das „Kampf-oder-Flucht"-Überlebensprogramm ein, das universell und von seiner Natur her biologisch ist, kein mentales oder psychologisches Konzept. Wenn Sie jemals Todesangst hatten, in eine lebensgefährliche Situation gerieten oder das Glück haben, Vater oder Mutter zu sein, dann wissen Sie, wie sich solche zutiefst biologischen Erfahrungen anfühlen.

Alle menschlichen Wesen haben tiefsitzende Bedürfnisse, die für das Überleben des Einzelnen und des sozialen Umfelds (Familie oder Gemeinschaft) entscheidend sind. Es sind Bedürfnisse nach …
… Überleben – Nahrung, Sauerstoff, Wasser
… Gemeinschaft – Liebe, Zuneigung, Zugehörigkeit
… Identität – Selbstachtung und Respekt der anderen
… Selbstverwirklichung – Sinn im Leben finden

Sie können Ihre Symptome nicht „wegdenken". Oder glauben Sie wirklich, die 20 Prozent Bewusstsein, über die wir verfügen, könnten die 80 Prozent Unterbewusstsein beeinflussen, die uns ebenfalls steuern?

Unser Unterbewusstsein ist instinktgesteuert, und wenn Sie tief in sich hineinhorchen, können Sie die biologische Bedeutung Ihrer Symptome entschlüsseln.

Die Vernetzung der Organe miteinander

Wenn Sie Ihren Organismus aus energetischer Sicht betrachten, werden Sie schnell feststellen, dass alles zusammenhängt und ineinandergreift. Meistens reagiert nicht nur *ein* Organ (oder Meta-Organ), sondern es reagieren gleich mehrere miteinander verbundene Organe.

Die traditionelle chinesische Medizin kennt dieses Prinzip bereits seit Jahrtausenden und zeigt deutlich, wie die verschiedenen Organe beziehungsweise Energiesysteme zusammenhängen.

Sind also beispielsweise Leber und Gallenblase im Ungleichgewicht, so sind häufig auch die Augen betroffen. Durch ein Ausgleichen und Regenerieren der Leber können die Augensymptome ebenfalls verschwinden.

Die traditionelle chinesische Medizin (TCM) berücksichtigt sowohl äußere als auch innere Faktoren. Der Gefühlszustand eines Patienten ist ein wichtiger innerer Faktor, denn es wird davon ausgegangen, dass Emotionen unmittelbar mit bestimmten Organen verbunden sind. Wie es im *Suwen* heißt (im *Buch der einfachen Fragen*, einem grundlegenden Text der chinesischen Medizin), erzeugen die fünf Yin-Organe des menschlichen Körpers fünf Arten von grundlegendem Qi, aus denen Freude, Wut, Trauer, Besorgnis und Furcht entstehen.

In der TCM geht man außerdem davon aus, dass Emotionen nicht immer die unmittelbare Ursache einer Krankheit sind, jedoch eine nicht zu leugnende Verbindung zum Verlauf eines gesundheitlichen Problems haben. Emotionen werden als normal und gesund angesehen. Erst wenn sie extreme Formen annehmen oder nicht mehr zu kontrollieren sind, können sie die Tore für Krankheiten öffnen. Laut TCM sind sie die wichtigste innere Ursache von Krankheiten, können aber auch am einfachsten beeinflusst werden. Das bedeutet: Mit einem ausreichenden Maß an Achtsamkeit und der richtigen Behandlung können sich Emotionen und die mit ihnen verbundenen Leiden wandeln.

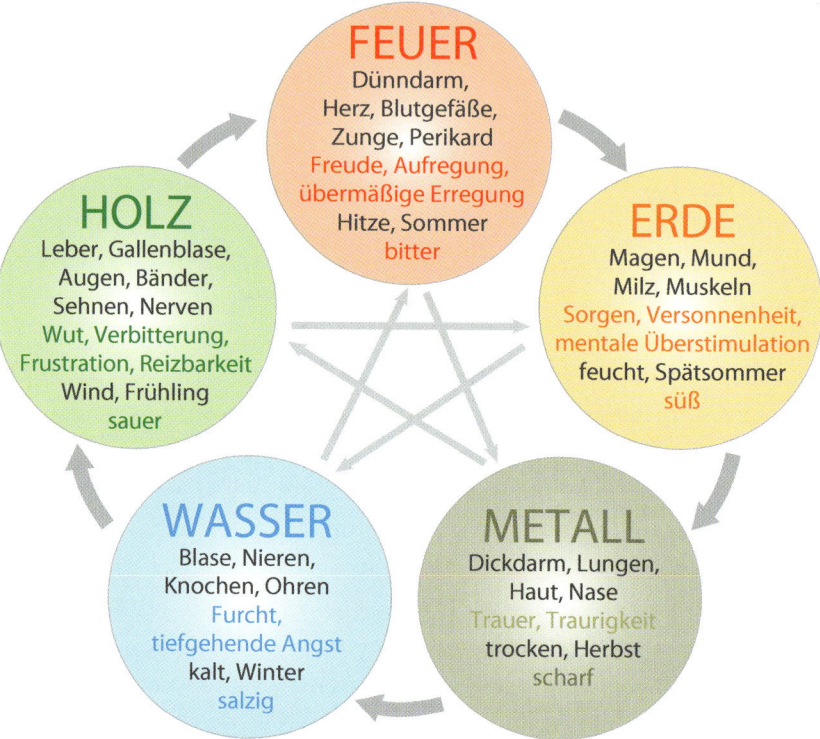

Zusammengehörigkeit der Organe – entsprechend den 5 Elementen der TCM

Die traditionelle chinesische Medizin ist insofern einzigartig, weil sie davon ausgeht, dass Prozesse von Ursache und Wirkung nicht linear verlaufen, sondern kreisförmig. Indem wir anstreben, das mit dem Gesundheitsproblem und Gefühlszustand einer Person verbundene Organ wieder ins Gleichgewicht zu bringen, können wir auch die Emotion wieder ins Gleichgewicht bringen (und umgekehrt).

Emotionen sind der Zugangspunkt zu unserer inneren Welt.

Emotionen und Stressauslöser

In einem früheren Kapitel haben wir bereits gesehen, dass Stressauslöser in Form von traumatischen Erlebnissen (Verlust der Mutter, Abgrenzung etc.) oder bedingten Reflexen (Erinnerung an Traumen) als Ausgangspunkte für eine körperlich-geistige Reaktion wirken können, die wir als Krankheit bezeichnen.

Natürlich löst *nicht jedes* belastende Erlebnis eine solche Reaktion oder ein Gesundheitsproblem aus. Die Erfahrung lehrt uns, dass allein das unbewusste *Empfinden* einer Situation als traumatisch oder konfliktreich bewirkt, dass der Organismus reagiert.

Eine Lebenssituation ist dann traumatisch, wenn wir sie subjektiv als „UDIA" erleben. Diese Abkürzung bedeutet:
– **U**nerwartet (Sie haben sie nicht kommen sehen.)
– **D**ramatisch (hoch emotional, lebensbedrohend)
– **I**solierend (Es fällt Ihnen schwer, darüber zu sprechen.)
– **A**usweglos (Sie wissen nicht, was Sie tun sollen. Sie verfügen über keinerlei bewusste oder unbewusste Strategie, um die Situation zu verarbeiten.)

Das gleiche Trauma beziehungsweise die gleiche Erfahrung kann sehr unterschiedliche unbewusste Assoziationen hervorrufen. In Wirklichkeit geht es *nicht* darum, *was* wir erleben, sondern darum, wie wir das Erlebte subjektiv *wahrnehmen*.

Subjektive Assoziationen

Auf welche Weise entscheidet sich nun, wie Sie subjektiv auf eine traumatische Erfahrung reagieren? Warum gerät die eine Person bei einem Streit mit ihrem Vorgesetzten in Wut und reagiert mit der Gallenblase, während eine andere sich überfordert fühlt und mit der Schulter reagiert (Knochen)? Und warum tut sich bei manchen Menschen in der gleichen Situation rein gar nichts?

David Life, der Begründer von *Jivamukti Yoga*, erklärt dies in dem Film *Titans of Yoga* wie folgt: „Das Leben ist Stress. Oder genauer gesagt beinhaltet es Stressfaktoren. Entscheidend ist dabei, wie wir auf diese Stressfaktoren *reagieren*." Es ist wirklich so: Sie speichern nie das *wirkliche* Erlebnis in Ihrem Gedächtnis. Je nach Ihren Filtern speichern Sie ein inneres Abbild des äußeren Geschehens – wie eine Landkarte – und diese innere Landkarte gibt allein die subjektive Wahrnehmung wieder, die über Ihre Sinne erfolgte. Vielleicht kennen Sie dieses Akronym, die Abkürzung aus dem NLP: VAKOGS

- **V**isuelle Wahrnehmungen: Bilder, Farben, Formen
- **A**uditive Wahrnehmungen: Geräusche, Stimmen
- **K**inästhetische Wahrnehmungen: Gefühle, Emotionen, Körperempfindungen

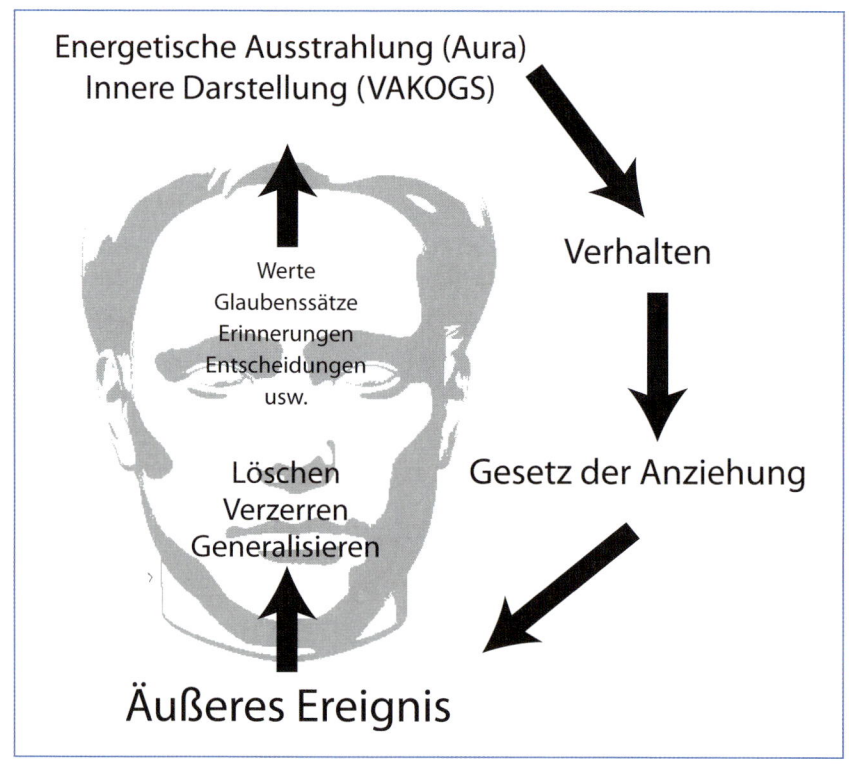

- **O**lfaktorische Wahrnehmungen: Gerüche
- **G**ustatorische Wahrnehmungen: Geschmack
- **S**elbstgespräche: innere Kommunikation, Gedanken, Träume

Sie speichern weder die Realität noch das Erlebnis selbst, sondern lediglich ein sehr subjektives Abbild davon, basierend auf der „Brille", durch die Sie die Dinge betrachten (Filter wie Wertvorstellungen, Glaubenssätze, Erinnerungen).

Indem Sie Ihre innere Landkarte verändern sowie Ihre Physiologie und Ihren emotionalen energetischen Zustand, werden Sie die Art und Weise verändern, wie Sie die Realität wahrnehmen und erleben, und Sie werden auch *andere Dinge* anziehen. Was genau bedeutet das? Ein Beispiel:

Trauma durch Ehebruch

Ereignis: Ein 50 Jahre junger Mann erfährt, dass seine Frau ihn mit seinem besten Freund betrügt. (Das ist ein Trauma, weil die Situation unerwartet ist, weil sie dramatisch ist, weil er nicht darüber reden kann und nicht weiß, wie er die Situation verarbeiten soll.) Seine Frau eröffnet ihm eines Abends in der Küche die Situation mit erregter Stimme, während sie gemeinsam Pasta essen. (Gehör- und Geschmackssinn dienen als Verstärker.)

Filter: Die Ehe ist für den Mann sehr wichtig. (Werte) Er glaubt, dass Treue der wichtigste Aspekt einer Ehe sei und Ehebruch eine Sünde. (Überzeugung) Außerdem hat er vor Jahren schon einmal eine ähnliche Situation erlebt, als seine damalige Partnerin ihn belogen hat. (Erinnerung)

Innere Landkarte: Wann immer er Pasta isst oder seine Frau in die Küche gehen sieht, wird er unbewusst an das traumatische Ereignis erinnert und beginnt intensiv zu reagieren.

Energie: Sein Energiepegel ist niedrig und seine Lebenskraft befindet sich in einer Abwärtsspirale mit niedriger körperlicher und mentaler Energie.
Verhalten: Der Organismus reagiert mit einer Funktionssteigerung und dem Anschwellen der Prostata (hoher PSA-Wert), was zu einem steigenden Gefühl der Aggression führt. Das Gedankenkarussell dreht sich unermüdlich und er kann Tag und Nacht nur an das traumatische Erlebnis denken und daran, wie er es lösen kann.
Auslöser: Weil das Trauma nicht gelöst wurde, wird das Prostata- beziehungsweise Aggressionsmuster bei jedem Gespräch mit seiner Frau erneut ausgelöst, insbesondere durch den Klang ihrer Stimme und jeden Gang in die Küche.
Gesetz der Anziehung: Es scheint so, als ziehe er immer mehr aufgebrachte und verärgerte Menschen an – Menschen, denen er nicht vertrauen kann.
Erfahrung: Sein Leben und seine wahrgenommene Realität haben sich vollständig verändert. Ein Teufelskreis ist entstanden und er weiß nicht, wie er diesem entkommen soll.

Und hier ist die gute Nachricht: Solche Teufelskreise können durchaus durchbrochen werden – indem wir unsere innere Landkarte, unsere Energie und unser Verhalten ändern.

Durch den Einsatz von META-Health werden Sie …
- die Emotion-Organ-Verbindung (hier: Prostata – sich wie ein Mann fühlen – Aggression) ebenso bewusst wahrnehmen wie die Stressauslöser (Stimme der Frau).
- die Stressauslöser auflösen (durch Bewusstheit, Vergeben, Loslassen oder eine Reihe anderer Techniken wie EMDR, EFT und Ähnliches)
- eine bewusste, gesunde Lebensweise praktizieren (verbessertes Gleichgewicht, Vitalität, Lebenssinn …).

> *Empfehlung Nr. 10:*
> Achten Sie auf die VAKOGS-Zeichen. Sind Sie eher der visuelle oder der auditive Typ? Denken Sie an ein Erlebnis, das Sie kürzlich hatten, und an die damit verbundenen Bilder, Stimmen, Geräusche, Gefühle, Geschmacksempfindungen und an den inneren Dialog, der währenddessen ablief. Werden Sie zum Entdecker!

Wenn Sie hier zum ersten Mal etwas von VAKOGS gehört haben, dann werden die Eindrücklichkeit und die Dauerhaftigkeit dieser subtilen Sinneswahrnehmungen Sie vermutlich in Erstaunen versetzen.

Mit Traumen verbundene Emotionen

Die Emotion (im Englischen umschreibbar als *energy in motion*), die im Moment des traumatischen Erlebnisses im Organgewebe „eingeschlossen" oder „gespeichert" wurde, bestimmt (zusammen mit Ihrem Vitalitätsgrad und anderen Parametern) die Intensität Ihrer Erfahrung und Ihrer Symptome.

Tiefsitzende unbewusste emotionale Energien sind mit einem ganz bestimmten Thema (Näheverlust oder Angst vor Revierverletzung oder Überforderung) und einem ganz bestimmten Organ verbunden.

Subjektives Stressempfinden

Machen Sie einmal folgenden Test: Können Sie sich an einen Moment erinnern, in dem Sie sehr wütend oder ausgesprochen traurig waren? Wie intensiv waren das Gefühl oder die Energie? Blicken Sie einmal zurück und spüren Sie diese Emotion.

Wo stufen Sie diese Emotion auf einer (gedachten) Skala von 1 bis 10 ein, wenn 1 bedeutet, dass es Ihnen ausgesprochen gut geht, und 10, dass es Ihnen extrem schlecht geht?

Die Verwendung einer solchen Skala hilft uns dabei, die subjektive Intensität einer vergangenen oder gegenwärtigen Emotion zu bestimmen und auf dieser Grundlage einzuschätzen, wie stark die körperlichen und geistigen Symptome ausfallen werden.

- Ein *niedriger* Emotions- oder Energieanteil, der in einem Organ gespeichert ist, spricht für *geringe* Symptome mit einer *kurzen* Stress- und Regenerationsphase.
- Ist in einem Organ hingegen ein *hohes* Maß an Emotion oder Energie gespeichert, so werden in der Regel deutlich spürbare Symptome auftreten, mit einer *langen* beziehungsweise *intensiven* Stress- und Regenerationsphase, etwa mit einer verstärkten Prostata-Aktivität in der Stressphase oder mit einem Zellenwuchs in der Brust (Zyste oder Tumor) in der Regenerationsphase.

Bedingte Reflexe

Jeder, der schon einmal ein traumatisches Erlebnis hatte, weiß, dass eine unerwartete, hoch emotionale Erfahrung, die einen lähmt und über die man nicht oder nur schwer sprechen kann, im gesamten Organismus sehr spezifische physische, emotionale und mentale Symptome auslöst.

Doch das ist noch nicht alles. Nicht nur das traumatische Erlebnis selbst, sondern auch die *Erinnerung* daran kann körperliche und psychische Symptome auslösen. Dieser sogenannte konditionierte oder bedingte Reflex wurde ursprünglich von Iwan Pawlow bei seinen berühmten Experimenten mit Hunden belegt, bei denen er den Zusammenhang zwischen Speichelabsonderung und Verdauung untersuchte. Indem er die Tiere auf unterschiedliche Weise stimulierte und dabei auditive, visuelle und taktile Reize einsetzte, konnte er sie zum Absondern von Speichel bewegen, und zwar unabhängig davon, ob Futter in der Nähe war oder nicht – ein Phänomen, das er als bedingten Reflex bezeichnete.

Bedingte Reflexe werden unbewusst erworben, und zwar durch positive oder negative Sinnesreize (visuell, über Laute, Berührung,

Geruch, Geschmack). Im Gegensatz dazu ist beispielsweise die Angst vor Schlangen ein erlernter Reflex. Einem kleinen Kind, das ganz unbefangen mit einer Schlange spielt, wird beigebracht, sie zu fürchten, indem beispielsweise die Mutter vor Schreck aufschreit, das Kind von der harmlosen Schlange wegreißt und gleichzeitig etwas sagt wie: „Vorsicht, die beißt! Schlangen sind gefährlich und an einem solchen Biss kannst du sterben!"

Bedingte Reflexe sind stets unbewusst und stehen in Verbindung mit traumatischen Erlebnissen, die in unterschiedlicher Form und zu verschiedenen Zeiten stattgefunden haben können:
– in Ihrem derzeitigen Leben, von der Kindheit bis in die Gegenwart (häufig können Sie sich an das Erlebnis erinnern),
– während der Schwangerschaft, als Sie noch in der Gebärmutter waren (über die Mutter erlebt),
– in vergangenen Leben oder über die Eltern vererbt (in der Regel tief im Unterbewusstsein vergraben).

Der gleiche bedingte oder unbewusste Prozess findet auch in Bezug auf körperliche und psychische Symptome statt. Unser Organismus erinnert sich über unsere fünf Sinne an die Einzelheiten unserer traumatischen Erlebnisse, und wann immer ein Reiz ausgelöst wird, reagieren Körper und Geist entsprechend. Beispiele:

– Ein Mann schreit Sie in einem ganz bestimmten Tonfall an.
  (Sie werden sofort „wütend" – Gallenblase)
– Der Ehemann macht eine abfällige Bemerkung.
  (Die Ehefrau fühlt sich „wertlos" – Knochen)
– Ein Mann sieht ein Foto seiner Ex-Freundin.
  (Er fühlt sich „in seinem Mannsein geschwächt" – Prostata)
– Eine Frau träumt von ihrem verlorenen Ehemann.
  („Nun werde ich niemals Kinder haben" – Eierstöcke)

- Ein Arbeitsloser sieht, dass er kein Geld mehr auf dem Konto hat.
  („Ich werde verhungern" – Leberparenchym)
- Ein Kind muss den ungeliebten Vater besuchen.
  („Ich möchte meine liebevolle Mutter nicht verlieren" – Epidermis)

Die gute Nachricht lautet: Zwar ist ein bedingter Reflex eine unbewusst erlernte Reaktion, aber Sie können ihn auch wieder *bewusst verlernen* und sich darin üben, auf eine andere, gesundheitsfördernde Art zu reagieren.

Sind die Beschwerden akut oder chronisch?

Mittlerweile ist Ihnen wahrscheinlich bewusst geworden, dass gesundheitliche Beschwerden durch Traumen beziehungsweise bedingte Reflexe ausgelöst werden (oder durch das unbewusste Erinnern eines Traumas). Daher müssen wir uns nun eine andere wichtige Frage stellen:

Häufig wird ein *akutes* Gesundheitsproblem (eine Reaktion von Körper und Geist, die Sie zuvor noch nicht erlebt haben und deren Symptome zum ersten Mal auftreten) durch eine spezifische traumatische Lebenssituation ausgelöst, an die Sie sich wahrscheinlich bewusst erinnern. Wenn Ihr Geist und Ihre Emotionen ruhig sind und Sie in sich gehen, wissen Sie tief in Ihrem Inneren, welches Trauma und welche Emotion mit Ihrem akuten Gesundheitsproblem verbunden sind.

Bei *chronischen* Symptomen haben Sie die Punkte und Phasen der Heilung wahrscheinlich schon häufiger durchlaufen. Vermutlich erinnern Sie sich nicht an das ursprüngliche traumatische Erlebnis (UDIA – unerwartet, dramatisch, isolierend, ausweglos). Aber Ihr Unterbewusstsein ist wachsam und reagiert, wann immer eine Situation Sie an das erste Trauma erinnert.

Die Verbindung zwischen Organen, Stress und Emotionen

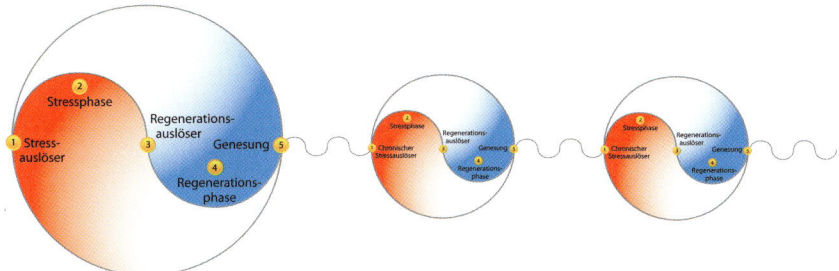

Erstes Trauma (UDIA-Erlebnis)   Chronische Stressauslöser (nicht UDIA)

Viele gesundheitliche Probleme, die uns heutzutage begegnen, sind chronisch und treten immer wieder auf, sobald wir auf einen Auslöser treffen. Da Sie nun aber mehr über den Zyklus der Heilung wissen, können Sie beginnen, aufmerksam zu beobachten und kluge Fragen zu stellen.

- In welcher Phase befinde ich mich gerade?
- Bin ich derzeit in der Stress- oder der Regenerationsphase?
- Welche chronischen Stressauslöser sind für das Auftreten der Symptome verantwortlich? War es etwas, was ich gehört, gesehen, gefühlt, gerochen oder geschmeckt habe, oder eher etwas, was ich mir selbst erzählt habe?
- Welchen chronischen Regenerationsauslöser habe ich bemerkt?

Sie haben nun die Chance, sich bewusst all diese Fragen zu stellen und Ihre META-Health-Transformation zu starten. Bewusstwerdung ist der erste Schritt zur Heilung.

Die Verbindung zwischen Organen, Stress und Emotionen

Wenn Sie sich die Beziehung zwischen Körper, Geistig-Seelischem und sozialem Umfeld einmal genauer anschauen, werden Sie feststellen, dass es einen noch präziseren Zusammenhang gibt, und zwar den zwischen Stressauslösern, Emotionen, Überzeugungen, Organen, Hirnregionen und Sozialverhalten.

Die Art, wie Sie unbewusst ein traumatisches Erlebnis assoziieren, also, welche Art von innerer Landkarte Sie erstellen, bestimmt, welches Organ betroffen ist. Diese subjektive Wahrnehmung einer Lebenssituation, beispielsweise einer hässlichen Scheidung, kann ja ganz unterschiedlich ausfallen:

– Selbstabwertung (Ich bin eine schlechte Ehefrau, ich bin wertlos – Knochen)
– Wettbewerb (Jemand hat mir meinen Ehemann weggenommen – Herzkranzgefäße)
– Verlust (Ich habe den Vater meiner ungeborenen zukünftigen Kinder verloren – Eierstöcke)
– Verhungern (Nun werde ich verhungern – Leberparenchym)
– Trennung (Mein Liebespartner hat mich verlassen – Milchgänge)

Wichtig ist hier auch, daran zu denken, dass Veränderungen auf *einer* Ebene unseres vernetzten Organismus unmittelbar zu sichtbaren Veränderungen auf allen anderen Ebenen führen.

Beispiel: Verlust von Nähe

Wenn Ihr Kind beispielsweise einen „Näheverlust" erlebt (zum Beispiel durch eine Scheidung), dann lassen sich gegebenenfalls gleichzeitig stattfindende Veränderungen auf folgenden Ebenen erkennen:
- Organ (Haut / Epidermis: Ausschlag, Entzündungen)
- Psyche (Verlustgefühl, Berührungsängste)
- Gehirn (Marker in dem Hirnrelais im Cortex, das mit Haut / Epidermis verbunden ist)

- Nervensystem (parasympathische Symptome während der Regenerationsphase)
- Umfeld (Eltern sind geschieden und leben in zwei getrennten Haushalten)

Da alle Ebenen synchron vorhanden und miteinander verbunden sind, können Sie die Symptome auf *einer* Ebene dazu nutzen, auf die anderen Ebenen zu schließen und sie einzuordnen.

Wenn Sie beispielsweise nur das Symptom „Ekzem" kennen, wissen Sie zusätzlich Folgendes:
- Emotion: ein Gefühl von „Näheverlust"
- Organ: Haut / Epidermis (reagiert unter Stress mit abnehmender Empfindlichkeit und Abkühlung und in der Regenerationsphase mit Entzündung und Ausschlag)
- Umfeld: Kind ist anhänglich, sucht ständig die Nähe der Eltern

Wann immer wir hier über ein Symptom, ein Organ oder eine Krankheit reden, gehen wir automatisch davon aus, dass *alle* Ebenen Ihres Organismus gleichzeitig betroffen sind. Es gibt nie nur ein Organsymptom (hoher Blutdruck) oder ein psychisches Symptom (Depression). Sie werden Erkrankungen zunehmend als Prozesse verstehen, an denen Körper, Geist und Umfeld beteiligt sind. Oder genauer gesagt: Organe, Emotionen, Geist, Gehirn, Energiefeld und soziales Umfeld. Alle Ebenen Ihres Seins sind miteinander verbunden.

Selbst wenn Sie nicht immer Symptome auf allen Ebenen sehen oder messen können, wissen Sie, dass sie vorhanden und Teil einer multidimensionalen Heilungsreaktion sind. Ihr Verständnis für die Verbindung zwischen Organ, Geist und Umfeld sowie für den Zusammenhang zwischen Organ und Emotion schafft die Grundlage für Selbstheilung.

Vermehrte psychische Symptome

Wenn mehrere Organe gleichzeitig einen Heilungszyklus durchlaufen, können gehäuft psychische Symptome auftauchen, beispielsweise Burn-out, bipolare Störungen, Depressionen, aggressives Verhalten oder Ängste. Es scheint, als seien die Symptome auf der Organebene weniger spürbar und als hätten die psychisch-emotionalen Symptome Vorrang.

Selbst wenn Sie vermehrt psychische Reaktionen wahrnehmen, bleibt der Prozess gleich. Ihr *gesamter* Organismus reagiert gleichzeitig und das schließt die Organe, die Emotionen und den Geist ein, eingebettet in Ihr soziales Umfeld.

Nehmen wir zum Beispiel eine bipolare Störung, bei der die Herzkranzgefäße einen Heilungszyklus durchlaufen. In Abhängigkeit von den Stressauslösern wird entweder das manische Yang (aggressive Gefühle und Verhaltensweisen) oder das depressive Yin (introvertierte Gefühle und Gedanken, Selbstmordgedanken) angestoßen.

Ein erster wichtiger Schritt zur Selbstregulierung ist das Entwickeln eines Bewusstseins für die Stress- und die Regenerationsphasen, für die manisch-depressiven Zyklen und insbesondere für die Auslöser jeder Organ-Emotion.

Welche Körperseite ist dominant?

Führen Sie bitte einmal den folgenden Test durch:

Setzen Sie sich und legen Sie die Hände auf Ihre Knie. Klatschen Sie dann schnell in die Hände (wie beim Applaus). – STOPP! – Welche Hand ist oben?

— Wenn sich Ihre rechte Hand über Ihrer linken befindet, dann sind Sie energetisch rechtshändig beziehungsweise Ihre rechte Seite ist dominant. (Sie sind sozusagen „rechtsverdrahtet".) Ihre rechte, dominante Körperseite verfügt eher über Yang- (männlich, warm) und Ihre linke Seite eher über Yin-Eigenschaften (weiblich, kühl).

– Wenn sich Ihre linke Hand über Ihrer rechten befindet, dann sind Sie energetisch linkshändig beziehungsweise Ihre linke Seite ist dominant. (Sie sind „linksverdrahtet".) Ihre linke, dominante Körperseite verfügt eher über Yang- (männlich, warm) und Ihre rechte Seite eher über Yin-Eigenschaften (weiblich, kühl).

Das Verhältnis zwischen Yin und Yang (das Energiegleichgewicht) sagt uns, wie Ihre Körperzuordnung aussieht, und ermöglicht uns so einen noch klareren Blick auf Ihre Emotionen und deren Bedeutung.

- **Dominante Körperseite (Yang)**
  Die extrovertierte oder männliche Seite steht normalerweise mit dem Partner in Verbindung (Lebens- oder Geschäftspartner, jemand, mit dem wir uns auf gleicher Ebene fühlen).
- **Nichtdominante Körperseite (Yin)**
  Die introvertierte oder weibliche Seite steht in Verbindung mit Kindern, Mutter, Großeltern (in der Regel jemand, der älter oder jünger ist) oder auch mit Ihrem Heim / Nest.

Wenn Ihre linke Hand oben liegt, ist Ihre linke Körperhälfte als dominant anzusehen. Sie sind linksverdrahtet und die linke Körperseite ist mit dem Partner assoziiert (oder mit jemandem, den Sie als Partner betrachten). Wenn Sie daher Schmerzen in der linken Schulter haben, hat dies mit einer Emotion und einem Trauma zu tun, das mit einem Partner zusammenhängt (beispielsweise ein Konflikt mit Ihrem Chef oder Ihrem Lebenspartner).

Ein Gegenbeispiel: Eine Rechtshänderin (rechte Hand liegt beim Klatschen oben = rechte Körperseite entspricht Yang) mit einem Ekzem an der linken Hand (Yin-Körperseite) erlebt ein Gefühl des Näheverlustes in Bezug auf ihr Kind. Die Ursache: Sie musste wieder arbeiten gehen und ihr neun Monate altes Baby in die Kita geben; dabei fühlt sie sich sehr schlecht und ihre Epidermis reagiert entsprechend …

Denken Sie daran, dass viele Menschen in jungen Jahren zur Verwendung der rechten Hand gedrängt wurden und daher glauben,

Rechtsverdrahtet | rechte Seite dominant

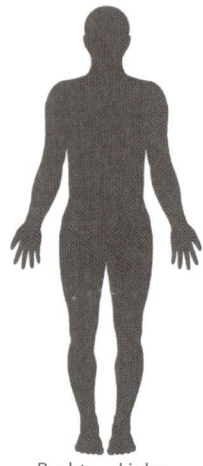

Yang Partner
Ehemann
Ehefrau
Geschäftspartner
Partnerersatz
(wie Haustiere)

Yin Kind
Kinder
Mutter
Großmutter
Kinderersatz
(wie Kinder von Freunden, Haustiere)

Rechte   Linke
Körperseite

Linksverdrahtet | linke Seite dominant

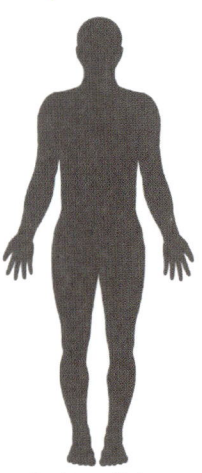

Yin Kind
Kinder
Mutter
Großmutter
Kinderersatz
(wie Kinder von Freunden, Haustiere)

Yang Partner
Ehemann
Ehefrau
Geschäftspartner
Partnerersatz
(wie Haustiere)

Rechte   Linke
Körperseite

Rechtshänder zu sein. Mit dem „Klatschtest" können Sie die energetische Händigkeit und Yin-Yang-Verteilung ganz leicht bestimmen.

Ein weiterer wichtiger Punkt sei hier erneut erwähnt: Selbst wenn ein gesundheitliches Problem mit der Beziehung zu einem Partner, Ehegatten, Geschäftspartner, Kind oder Großelternteil zusammenhängt, sind diese Personen *nicht ursächlich dafür verantwortlich*. Die äußere Situation dient allein dazu, Sie etwas *über sich selbst* lernen zu lassen. Es ist *Ihre subjektive Wahrnehmung* der Situation, die etwas in Ihrem Inneren auslöst. Übernehmen Sie also die Verantwortung für Ihre Emotionen und Gedanken und bleiben Sie wachsam!

> *Empfehlung Nr. 11:*
>
> Sind Sie Rechts- oder Linkshänder(in)? – Machen Sie den einfachen Klatschtest und finden Sie heraus, welche Seite Ihres Körpers eher männlich (Yang) ist und welche eher weiblich (Yin).

Überzeugungen und Werte

Wie Sie bereits aus früheren Kapiteln wissen, spielen Ihre inneren Filter in Form von Wertvorstellungen und Überzeugungen eine wichtige Rolle dabei, wie Sie Ihre Realität und Ihre traumatischen Erfahrungen subjektiv wahrnehmen. Deshalb werden wir nun ein Stück tiefer gehen und herausfinden, wie Wertvorstellungen und Überzeugungen uns dabei helfen können, Geist und Körper in Einklang zu bringen.

Werte sind Begriffe, die etwas für Sie Wichtiges verkörpern. Es sind komplexe, höhere Denkweisen, die eng mit dem verknüpft sind, was Sie für gut und schlecht, für richtig oder falsch halten. Ihre Werte bestimmen Ihre Entscheidungen und sowohl das Einhalten dieser

Werte als auch der Verstoß dagegen kann starke Reaktionen auf körperlicher und psychischer Ebene nach sich ziehen.

Werte sind Konstrukte, aus denen Glaubenssätze entstehen. In der Regel kann man sie mit ein oder zwei Worten ausdrücken, während Glaubenssätze – wie der Name schon sagt – einen ganzen Satz erfordern.

Die folgenden Fragen zählen zu den wichtigsten, die Sie sich stellen können. Nehmen Sie sich etwas zu schreiben und beginnen Sie damit, Ihre Werte festzuhalten. Fragen Sie sich:

- Was ist mir wichtig?
- Was ist mir *wirklich* wichtig?
- Was ist mir wirklich *sehr, sehr* wichtig?

Notieren Sie lediglich einzelne Worte wie Freude, Karriere, Beziehungen, Gesundheit … Schreiben Sie 10 bis 20 Minuten lang einfach alles auf, was Ihnen in den Sinn kommt.

Stellen Sie sich dann noch einmal die *gleichen* Fragen: Was ist mir wichtig? – Was ist mir *wirklich* wichtig? – Was ist mir wirklich *sehr, sehr* wichtig?

Wenn Sie hundertprozentig sicher sind, dass Sie nichts vergessen haben, bringen Sie Ihre Werte in eine Rangfolge, wobei die Ziffer 1 für den wichtigsten Wert steht …

An welcher Stelle in Ihrer Rangfolge befindet sich der Wert Gesundheit? Welchen Rang hat Gesundheit für Sie? Bei den meisten Menschen steht Gesundheit ziemlich weit oben auf der Liste, aber trifft das auch bei Ihnen zu?

Denken Sie einmal darüber nach, Ihre Werte *neu* zu ordnen, und machen Sie sich darauf gefasst, dass Sie größere Veränderungen in Ihrem Leben zulassen müssen, die sich daraus ergeben. Indem Sie Ihre Werte neu ordnen, konzentrieren Sie Ihre Energie auf Dinge, die Ihnen wichtig sind.

Was sind Überzeugungen?

„Überzeugung" meint laut Wörterbuch: 1. die Annahme, dass eine Aussage richtig oder falsch sei oder dass etwas existiere; 2. etwas, was man als wahr oder real ansieht, eine feste Meinung oder Ansicht. Wenn wir an „Überzeugungen" denken, so meinen wir häufig *religiöse* Überzeugungen oder Glaubenssätze [– in den USA vermutlich mehr als im deutschen Sprachraum; Anmerkung des Verlags]. Diese nehmen auch tatsächlich einen breiten Raum ein. Im eigentlichen Sinne jedoch ist eine Überzeugung eine Richtschnur, ein Standpunkt oder eine Anschauung, die (der) dem Leben Sinn und Bedeutung geben kann.

Überzeugungen sind die sozusagen werksmäßig eingestellten Filter, durch die Sie die Welt wahrnehmen. Sie sind der Kompass und die Landkarte, die Sie zu Ihren Zielen leiten und Ihnen die Gewissheit geben, dort auch anzukommen. Selbst auf körperlicher Ebene steuern Überzeugungen (kongruente innere Abbilder) die Realität. Eine Überzeugung ist nichts anderes als ein bestimmter Zustand – eine innere Verfassung, die das Verhalten bestimmt.

Überzeugungen oder Glaubenssätze sind vorgeformte, programmierte Denkweisen, die unsere Kommunikation mit uns selbst auf immer gleiche Weise filtern. Die meisten Menschen behandeln einen Glaubenssatz so, als wäre er eine reale Sache, während er in Wirklichkeit nicht mehr sein kann als ein Gefühl der Gewissheit in Bezug auf etwas.

Verhalten beruht auf Überzeugungen. Solange ein bestimmtes Verhalten in das Glaubenssystem einer Person passt, können Sie sie zu nahezu jeder Handlung bewegen. Überzeugungen sind wesentlich universeller und kategorischer als Erkenntnisse. Wenn Sie sich eine bestimmte Überzeugung einmal angeeignet haben, gibt es keinen Platz für eine neue, solange Sie die alte nicht infrage stellen.

Immer mehr Forschungsergebnisse bestätigen dies und es gibt mittlerweile viele klinisch belegte Fälle, in denen Überzeugungen bei der Heilung eine wichtige Rolle spielten. Beispiele:

Patienten mit Arthritis in den Knien, denen eine Operation lediglich *vorgetäuscht* wurde, genasen im gleichen Maße wie Patienten, die tatsächlich operiert worden waren. (Beide Gruppen erhielten die gleiche Nachsorge, inklusive Krankengymnastik.) Sie *glaubten*, die vorgesehene Behandlung (Operation) bekommen zu haben, und das reichte dazu aus, dass sie den Gehstock in die Ecke stellen und mit ihren Enkeln Ball spielen konnten.

Eingehende Analysen der amerikanischen Arzneimittelzulassungsbehörde FDA ergaben, dass Antidepressiva nicht besser wirken als aus Zucker bestehende Placebos. Den depressiven Patienten ging es allein aus dem Grund besser, weil sie an die Wirksamkeit des Medikaments glaubten.

Dann ist da noch der Fall eines Krebspatienten, der nach Erreichen der für seinen Krebs typischen Überlebensdauer starb. Die Autopsie ergab jedoch, dass er keineswegs an Krebs gestorben war – er starb vielmehr, weil er genau wie die ihn behandelnden Ärzte *glaubte*, dass er sterben würde.

Glauben Sie nicht Ihrem Verstand!

Glauben Sie alles, was Ihr Verstand Ihnen sagt? Seien Sie einmal ganz ehrlich: Ist jeder Gedanke, der Ihnen am Tag durch den Kopf schießt, wichtig genug, um beachtet zu werden?

In ihrem Buch *Lieben, was ist. Wie vier Fragen Ihr Leben verändern können* schreibt Byron Katie sinngemäß, Gedanken seien harmlos, es sei denn, wir *glaubten* an sie. Es seien nicht unsere Gedanken, die Leiden verursachen, es sei vielmehr unser *Anhaften* daran. Einem Gedanken anhaften bedeute zu glauben, dass er wahr sei, ohne ihn zu hinterfragen. Eine Überzeugung sei ein Gedanke, dem wir anhafteten.

Sie leiden, wenn Sie einem Gedanken anhaften, der im Gegensatz zur Realität steht beziehungsweise zu „dem, was ist" (um mit Byron Katie zu sprechen). Wenn Sie wollen, dass die Realität anders sein soll, als sie ist, führt dies unvermeidlich zu einem Gefühl der Hoffnungslosigkeit, auf das Körper und Psyche mit Symptomen reagieren, die Ihrer Überzeugung und Lebenserfahrung entsprechen.

Sich ständig wiederholende und reaktive Gedanken und Überzeugungen nehmen einen Großteil unserer Verstandeskapazität in Anspruch. „Mein Mann sollte einer Meinung mit mir sein." – „Ich sollte hübscher sein (oder schlanker oder erfolgreicher)." – „Warum passiert das gerade mir?" All diese Gedanken bedeuten nichts anderes, als dass die Realität nicht so akzeptiert wird, wie sie ist.

Gedanken und Überzeugungen infrage zu stellen ist eine Technik, die bereits seit Tausenden von Jahren in allen transformierenden Philosophien und spirituellen Traditionen Einsatz findet. Byron Katie hat diesen Prozess populär gemacht und verwendet vier Fragen, um zu bewerten, ob eine Annahme wirklich wahr ist und Sie auf Ihrem Weg unterstützt.

- Ist es wahr?
- Kannst du mit absoluter Sicherheit wissen, dass das wahr ist?
- Wie reagierst du und was passiert, wenn du diesen Gedanken glaubst?
- Wer wärst du ohne diesen Gedanken?

Im nächsten Schritt kehren Sie den Gedanken dann um und finden mindestens drei konkrete, echte Beispiele dafür, inwiefern die Umkehrung ebenfalls für Sie zutrifft.

Wenn Sie glauben, dass Sie 100 000 Euro pro Jahr verdienen müssen, um ein intaktes Selbstwertgefühl zu haben, bei der Umsetzung aber auf erhebliche Probleme stoßen und in Wirklichkeit nur rund 20 000 Euro verdienen, dann wird diese Überzeugung Ihren Körper und Geist ebenso wie Ihre Emotionen und Handlungen leiten. Sie werden anfällig sein für traumatische Lebenssituationen oder Auslöser bedingter Reflexe, die sich vermutlich in Ihrer Knochenstruktur auswirken (mangelnder Selbstwert). Indem Sie nicht länger an Ihren Überzeugungen festhalten und diese sogar verändern, entziehen Sie dem Ganzen die Grundlage und Ihre Stressauslöser werden nicht mehr die gleiche subjektive Macht über Sie haben.

Ursache und Wirkung

Ein besonders tief in uns verwurzelter Glaubenssatz, der für die Selbstregulierung von großer Bedeutung ist, ist die Überzeugung vom Zusammenhang von Ursache und Wirkung. Diese Verbindung kann man sich auch als eine Art Gleichung vorstellen. Wie ist das gemeint?

Wenn Sie bereit sind, sich die Ursache von etwas anzuschauen, übernehmen Sie die Verantwortung und ergreifen Maßnahmen. Sie wissen, dass es unwichtig ist, *warum* etwas passiert ist, wer Schuld hat oder wen man verantwortlich machen kann. Sie nehmen die Sache in die Hand und ändern Ihre Lebensweise, um Ihre Ziele zu erreichen. In puncto Gesundheit bedeutet dies, dass – selbst wenn ein tragischer Autounfall passiert und als Reaktion darauf Ihr Leberparenchym anschwillt (Todesangst) – Sie wissen, was Sie tun müssen, um wieder gesund zu werden.

Schauen Sie andererseits auf die Wirkungsseite, also das Geschehnis allein, dann werden Sie vermutlich immer eine Entschuldigung oder einen Grund finden, *warum* etwas passiert oder nicht passiert ist. Sie stellen sich dann Fragen wie: „Warum wurde gerade ich in diesen Unfall verwickelt?" – „Warum bin gerade ich krank geworden?" – „Ich habe Pech gehabt, deshalb habe ich mich angesteckt." Oder: „Womit habe ich das nur verdient?" Diese Gefühle und Gedanken sind nicht sehr produktiv, erschweren das Handeln und führen Sie weg von Gesundheit, Vitalität und Freude.

Im Leben geht es darum, Entscheidungen zu treffen. Sie haben immer die Wahl:
- Entweder Sie lassen zu, dass Ihr Unterbewusstsein die Regie übernimmt, und reagieren unbewusst.
- Oder Sie werden und handeln bewusst und treffen die Wahl, Ihr Erleben entsprechend zu interpretieren.

Die Frage, die Sie sich stellen sollten, lautet: Auf welcher Seite der „Gleichung" von Ursache und Wirkung stehe ich?

Das Sein

Tief in unserem Inneren spüren wir alle, dass es da etwas gibt, was größer ist als wir – ganz gleich, wie wir diese höhere Macht beschreiben oder welchen Namen wir ihr geben:

„Das Sein ist das ewige, immer gegenwärtige Eine Leben jenseits der unzähligen Erscheinungen, die Geburt und Tod unterworfen sind. Doch das Sein befindet sich nicht nur jenseits von Formen, sondern auch tief im Innern der Formen als ihre innerste unsichtbare und unzerstörbare Essenz. Das bedeutet, das Sein ist jetzt zugänglich für dich, ist dein eigenes tiefstes Selbst, deine wahre Natur.

Aber versuche nicht, es mit dem Verstand zu erfassen. Du erfährst es nur, wenn der Verstand still ist. Wenn du gegenwärtig bist, wenn deine Aufmerksamkeit voll und ganz auf das Jetzt gerichtet ist, dann wird das Sein spürbar, aber es entzieht sich dem Begreifen des Verstandes. Die Bewusstheit des Seins wiederzuerlangen und in dem Zustand von ‚fühlendem Erkennen' zu verbleiben, das ist Erleuchtung." (Quelle: Eckhart Tolle, *Jetzt! Die Kraft der Gegenwart*, Bielefeld: Kamphausen, 2011)

Eckhart Tolle beschreibt hier die Essenz des Seins auf wunderbare Weise und gibt uns zudem einen Einblick in die tiefere Bedeutung des menschlichen Leids und darin, warum gesundheitliche Probleme auftreten.

Unser Schmerzkörper ist eine Ansammlung schmerzhafter Erfahrungen und Emotionen, denen wir uns in dem Moment, in dem sie auftauchten, nicht gänzlich und bewusst gestellt haben. Das hinterlässt einen energetischen Abdruck in unserem Körper (Organe und Gehirn) und jedes Mal, wenn der Schmerzkörper aktiviert wird (durch einen inneren oder äußeren Stressauslöser), reagieren wir mit Symptomen.

Ihre Aufgabe besteht darin, vollkommen präsent zu sein, wenn der Schmerzkörper aktiv wird und eine starke Emotion-Organ-Reaktion ausgelöst wird.

In dem Moment, in dem unser Schmerzkörper unseren Geist übernimmt, wird er zu unserer inneren Stimme. Alles, was diese Stimme Ihnen in Ihrem Kopf erzählt, ist stark von den alten, schmerzlichen Gefühlen des Schmerzkörpers geprägt. Alles, was sie Ihnen sagt, jedes Urteil über Ihr Leben, Ihre Erfahrungen, die beteiligten Personen und die Situation, der Sie gegenüberstehen, wird völlig verzerrt durch den alten Gefühlsschmerz.

Wenn Sie nicht präsent sind, dann sind Sie mit dem Schmerzkörper identifiziert und glauben jeden negativen Gedanken, den er Ihnen erzählt.

Die Identifikation mit Ihrem Verstand ebenso wie Unbewusstheit und das Zulassen dessen, dass sich reaktive Muster stets wiederholen, führen zu zwanghaftem Denken. Plötzlich kreisen die Gedanken unaufhörlich, die Gefühle toben und Ihr Körper reagiert mit Symptomen, um sich an die neue Lebenssituation anzupassen. Dann kommt es auf Folgendes an:

– Können Sie präsent sein und bewusst wahrnehmen, wie all dies begonnen hat?
– Was hat den Schmerzkörper aktiviert?

— Welches Bild, welche Stimme, welches Gefühl, welcher Gedanke, welcher Geruch, welche Berührung hat die Emotion-Organ-Reaktion ausgelöst?

Meta-Heilung beginnt, wenn Sie erkennen, dass Sie nicht der Denker sind ...
Sie können den Denker mit Abstand beobachten, also können Sie nicht er sein. In dem Moment, in dem Sie Ihrer reaktiven Gefühle und Denkmuster gewahr werden, steigt ein höheres Bewusstsein auf und Heilung geschieht.

Verbinden Sie sich mit dem Jetzt und seien Sie im Moment präsent. Lauschen Sie der Stimme in Ihrem Kopf und nehmen Sie die sich ständig wiederholenden Denkmuster und Körperreaktionen wahr. Das ist der erste Schritt zu einem höheren Bewusstsein.

Wenn Ihnen gänzlich bewusst ist, wie Emotionen und Organe zusammenhängen, kann der Schmerzkörper sich nicht mehr von Ihren Gedanken, Emotionen und den Energien anderer Menschen nähren. Die Stressenergie sinkt und der Schmerzkörper wird immer seltener aktiviert, bis das reaktive Muster am Ende keinerlei Gewalt mehr über Sie hat.

> Bewusste Präsenz ist der Weg zur Heilung. Sie wird Sie mit Dingen in Kontakt bringen, die jenseits Ihres Verstandes liegen – und das sind die, auf die es wirklich ankommt: Liebe, Freude, Schönheit, Kreativität, innerer Frieden ...

Kapitel 4

Die META-Health-Analyse

Anhand der im Folgenden abgedruckten zwölf Fragen können Sie den Prozess der META-Health-Analyse Schritt für Schritt durchlaufen. Dieser Fragebogen hilft den in Heilberufen Tätigen ebenso wie ihren Patienten oder Klienten dabei, sich die Verbindung zwischen Organen, Belastung, Emotionen und Überzeugungen sowie die fünf Hauptpunkte und Phasen der Heilung bewusst zu machen.

Schreiben Sie es auf!

Manchmal sind die Dinge ganz einfach: Nutzen Sie diesen Fragebogen, um sich Ihre Symptome und die Verbindung zwischen Organ, Stress, Emotion und Glaubenssatz bewusst zu machen.

Beginnen Sie mit *einem* Symptom, das Sie zurzeit plagt. Wenn Sie mehrere Symptome gleichzeitig wahrnehmen, wählen Sie dasjenige gesundheitliche Problem aus, das Sie am dringendsten lösen möchten.

Den nachfolgenden Fragebogen können Sie sich auch aus dem Internet herunterladen und ausdrucken, sodass Sie nicht in Ihr Buch schreiben müssen:
http://www.vakverlag.de/vak_download/Fisslinger_Fragebogen.pdf

Fragebogen zur Selbstanalyse

1. Was ist Ihr *Symptom*?

....

2. Welches ist das zugehörige *Organgewebe*?
Nutzen Sie die Tabelle auf den Seiten 107–122 dieses Buches, in der die Verbindungen zwischen Organen und Emotionen aufgeführt sind. Wenn Sie nicht sicher sind, welches Organ das Richtige ist, wenden Sie sich bitte an einen META-Health-Spezialisten. (www.metamedicine.info/de)

....

3. Welche *Körperseite* ist bei Ihnen dominant? Sind Sie …
☐ Linkshänder?
☐ Rechtshänder?

4. *Wo*, an welcher Stelle des Körpers spüren Sie das Symptom?
Auf welcher Körperseite zeigte sich das Symptom zuerst? Oder bemerken Sie es an einer Seite stärker als an der anderen?
☐ Auf der dominanten Körperseite (Lebens- oder Geschäftspartner)
☐ Auf der nichtdominanten Körperseite (Kinder, Mutter, Großeltern, Zuhause)

5. Wann genau trat das Symptom *erstmalig* auf?
Halten Sie genau fest, wann das Symptom zum ersten Mal auftrat.
☐ Akut = Ich erlebe dieses Symptom jetzt zum ersten Mal.
☐ Chronisch = Ich hatte dieses Symptom schon früher. (Wann zum letzten Mal?)

6. Sind Sie in der Stress- oder in der Regenerationsphase?
Zeigt oder verstärkt sich Ihr Symptom während der Stress- oder der Regenerationsphase? Schauen Sie in der bereits erwähnten Tabelle nach (Seite 107–122) und beantworten Sie zusätzlich diese Frage: Wie fühlen Sie sich seit dem Auftauchen des Symptoms – im Vergleich zu vorher? Fühlen Sie sich …

- ☐ … müder, erschöpfter, erhitzter, stärker entzündet, fiebriger, schlapper, schläfriger? Können Sie nicht mehr klar denken? (= Regenerationsphase)
- ☐ … mehr gestresst, erhöhter Energiepegel, zwanghaft, Gedankenkarussell dreht sich permanent, belastende Situationen? (= Stressphase)

7. Welche *Emotion* ist mit dem Symptom verbunden?
Schauen Sie in der Tabelle nach oder spüren Sie in Ihr Organ hinein und nehmen Sie das dort gespeicherte oder gebundene Gefühl wahr.

....

8. Bewerten Sie die *emotionale Intensität* des Symptoms.
Wie intensiv ist die mit dem Trauma (Auslöser) verbundene Emotion auf einer Skala von 0 bis 10 (0 = niedrig, 10 = sehr intensiv)?
0 – 1 – 2 – 3 – 4 – 5 – 6 – 7 – 8 – 9 – 10

9. Finden Sie den spezifischen *Stressauslöser*.
Wie wird oder wurde Ihr Symptom ausgelöst? Was haben Sie in der fraglichen Situation *gesehen*? Was hat jemand vielleicht zu Ihnen *gesagt*? Wie haben Sie sich *gefühlt*? Wie haben Sie die Situation *wahrgenommen*? Was haben Sie *gerochen* oder *geschmeckt*? Was „*erzählen*" Sie sich selbst darüber?
- ☐ Visuell: Bilder, Farben

....
- ☐ Auditiv: Geräusche, Stimmen

....
- ☐ Kinästhetisch: Gefühle, Emotionen

....
- ☐ Olfaktorisch: Gerüche

....

☐ Gustatorisch: Geschmack

....
☐ Selbstgespräch: innerer Dialog, Gedanken, Träume

....
Spüren Sie in sich hinein und Ihr Unterbewusstsein wird Ihnen alles mitteilen, was Sie wissen müssen.

10. Welche *Überzeugungen* oder *Glaubenssätze* sind mit der Emotion und dem Organ verbunden?

Welche Denkmuster tauchen immer wieder auf? Welche Informationen sind im Organ gespeichert, die durch die Emotion widergespiegelt werden?

....

....

....

....

....

11. Die Umkehrung – Finden Sie die *META-Bedeutung!*

Was ist das Gegenteil der in Ihrem Organ gespeicherten oder eingeschlossenen Emotion? Welche Gefühle und Gedanken würden die Emotion transformieren, Ihr Organ heilen und es wieder mit Energie aufladen?

....

....

....

....

....

12. Maßnahmen zur Selbstheilung
Was können Sie bewusst und gezielt tun, um die Selbstheilung zu fördern? Welche Gefühle, Gedanken und Überzeugungen stärken Ihr Organ und unterstützen die Selbstregulierung? Wie können Sie die Regenerationsfunktion Ihres Organismus steigern? Welche Veränderungen Ihrer Lebensweise steigern Ihre Vitalität und das Gleichgewicht von Körper, Geist und sozialem Umfeld?

....

....

....

....

....

Die Zuordnung von Organen und Emotionen

Lassen Sie mich die wichtigsten Aussagen der bisherigen Kapitel noch einmal zusammenfassen. Bei META-Health konzentrieren wir uns auf den Zusammenhang der folgenden Aspekte Ihres Seins:

- **Organe:** Ihr Körper ist äußerst intelligent und jedes Symptom, das er hervorbringt, enthält wichtiges Feedback zu den unbewussten Reaktionen von Körper und Geist. Jeweils spezifische Stressauslöser und Emotionen wirken sich auf bestimmte Organgewebe aus. Das Organ reagiert auf intelligente Weise mit Über- oder Unterfunktion in der Stressphase beziehungsweise in der darauffolgenden Regenerationsphase.

- **Stressauslöser:** Sowohl *aktuelle* traumatische Lebenserfahrungen als auch *Erinnerungen* an vergangene Traumen können Stressauslöser sein. In Abhängigkeit von Ihren Filtern (Überzeugungen, Werte und Ähnliches) werden Sie ein bestimmtes Trauma unbewusst mit einem bestimmten emotionalen Gehalt verbinden.
- **Emotionen:** Die Stressauslöser sind mit spezifischen Emotionen oder Gefühlsmustern verbunden, bei denen es sich um tiefsitzende biologische Programme handelt. Die Intensität einer Emotion bestimmt die Intensität der körperlichen und geistigen Reaktionen und Symptome.
- **Gedanken:** Rund 90 Prozent Ihrer Gedanken sind unbewusste, sich ständig wiederholende und automatisierte Gedankenmuster und werden durch Lebenssituationen ausgelöst, die Sie erleben oder in der Vergangenheit erlebt haben.
- **Überzeugungen / Werte:** Ihre Filter (in Form von Werten, Überzeugungen, Sprache und so weiter) stellen die Grundlage für Ihre Persönlichkeit dar und für die Art von Traumen, die Sie eventuell erleben. Sie werden durch Konditionierungen in diesem Leben gebildet oder sie sind ererbt oder in früheren Leben entstanden. Weil Ihre Überzeugungen Sie beeinflussen (Sie glauben, dass Ihre Gedanken wahr seien), können Sie das Feedback Ihres Körpers nutzen und daran wachsen.
- **Sein:** Der Kern und die Essenz dessen, was Sie sind, lässt sich nicht mit dem Verstand erfassen. Es ist ein Bewusstseinszustand, den Sie nur tief in Ihrem Inneren erfahren können. Präsent zu sein, Vergebung zu praktizieren, loszulassen und das anzunehmen, was ist – das eröffnet den Zugang zu einem höheren Bewusstsein und zu Transformation und Meta-Heilung.

In diesem Buch dreht es sich hauptsächlich um die Verbindung zwischen bestimmten Organen und Emotionen. Warum? – Gefühle wahrzunehmen und zu erkennen ist einfach – sofern Sie nicht eine Menge Energie aufwenden, um sie zu unterdrücken! Entspannen Sie einfach Körper und Geist, seien Sie aufmerksam und die Emotionen werden „automatisch" in Ihrem Unterbewusstsein auftauchen.

Die nachfolgende Tabelle der Organe und Emotionen (Seite 107 bis 122) wird Ihnen helfen, sich der ständig wiederkehrenden Emotionen und Gedankenmuster bewusst zu werden, die mit Ihren Symptomen verbunden sind. Wenn Sie nicht genau wissen, welches spezifische Meta-Organ mit Ihren Symptomen verbunden ist, sollten Sie Ihren Arzt aufsuchen und ihn um seine Diagnose bitten.

Anleitung zum Benutzen der Tabelle der Organe und Emotionen

1. Finden Sie in der Tabelle das Organgewebe, das Ihrer Ansicht nach zu Ihrem Symptom gehört. Falls das nicht offensichtlich ist und auf der Hand liegt: Spüren Sie in sich hinein und fragen Sie Ihre Intuition, welches in der Tabelle genannte emotionale Thema sich zu Ihrem Symptom passend anfühlt.
2. Spüren Sie genau nach, ob Sie in Ihrem Inneren Resonanz zu der Emotion empfinden.
3. Fragen Sie sich selbst:
   „Was kann ich tun, um den Stress, die Belastung *loszulassen*, die in meinem Organ ‚sitzt'?"
   „Was ist die *entgegengesetzte* emotionale Qualität?"
   „Welche Emotion, welches Gefühl brauche ich, damit mein Organ seine Aufgabe wieder gut erfüllen kann?"
   „Was kann ich in diesem Zusammenhang lernen? Um welche ‚Lektion' für mein Leben geht es hier?"
   „Was kann ich ganz bewusst und gezielt tun?"

Neben dem Namen des Organs werden Sie in der Tabelle jeweils eines der beiden folgenden Symbole sehen, die die Organreaktion beschreiben (in Klammern):

(–/+): Das bedeutet, dass dieses Organ in der Stressphase mit einer *Unterfunktion* reagiert (wie Funktionsverlust, Zellabnahme,

Geschwürbildung oder Ähnlichem) und in der darauffolgenden Regenerationsphase mit einer *Überfunktion* (also Zellzunahme, Reparatur des Gewebes) sowie mit der Rückkehr zur *Normalfunktion*.

(+ / –): Das bedeutet, dass dieses Organ in der Stressphase mit einer *Überfunktion* reagiert (gesteigerte Organtätigkeit, Zellzunahme und Ähnliches) und in der darauffolgenden Regenerationsphase repariert das Organ den entstandenen Schaden durch Zellabnahme, eine *Unterfunktion* und die Rückkehr zum normalen Organzustand.

Tabelle der Organe und Emotionen

Organ	Organ-reaktion	Thema	Emotion / Gedankenmuster
Auge – Bindehaut	(−/+)	Visueller Näheverlust	Gefühl, nicht in der Lage zu sein, jemanden mit den Augen zu sehen und zu berühren. Angst davor, jemanden Nahestehendes zu verlieren, oder tatsächlicher Verlust einer nahestehenden Person. Angst, jemanden oder etwas aus den Augen zu verlieren.
Auge – Glaskörper	(−/+)	Angst vor Gefahr	Jemand oder etwas bedroht uns unerwarteterweise und macht uns Angst. Eine Gefahr, Angst oder etwas, was wir sehen, aber nicht loslassen können. Etwas, was wir tatsächlich gesehen oder uns vor unserem inneren Auge vorgestellt haben und für wahr halten. Angst, die uns im Nacken sitzt. Sie haben mich erschreckt. Ich habe vor jemandem oder etwas Angst. Das kam völlig unerwartet. Ich kann das Problem nicht lösen. Die Gefahr schwebt über mir. Die Gedanken daran verfolgen mich immer noch.
Auge – Hornhaut	(−/+)	Visueller Näheverlust	Gefühl, nicht in der Lage zu sein, jemanden mit den Augen zu sehen und zu berühren. Jemanden aus den Augen verlieren.
Auge – Iris	(+/−)	Visuelle „Verdauungsstörung"	Ich musste meine Augen abwenden. Ich konnte es nicht richtig sehen. Ich habe es aus den Augen verloren. Wo ist es? Ich werde diesen Anblick nie vergessen. Ich wünschte, ich hätte das nie gesehen.

Organ	Organ-reaktion	Thema	Emotion / Gedankenmuster
Auge – Linse	(−/+)	Visueller Näheverlust	Gefühl, nicht in der Lage zu sein, jemanden mit den Augen zu sehen und zu berühren. Angst davor, jemanden Nahestehendes zu verlieren, oder tatsächlicher Verlust einer nahestehenden Person. Angst, jemanden oder etwas aus den Augen zu verlieren.
Auge – Netzhaut	(−/+)	Angst vor Gefahr	Angst vor etwas, mit dem wir nicht umgehen können und das uns bedroht oder hinter uns lauert. Eine Angst, die wir visuell wahrnehmen, etwa vor möglichen Krankheiten, Arbeitsplatzverlust, einer Prüfung, einer Diagnose etc. Im Extremfall kann sich Paranoia bilden und beide Augen können befallen sein. Angst vor etwas, was wir nicht kommen sehen oder voraussehen können. Eine Situation, die wir nicht voraussehen oder mit der wir nicht umgehen können und die verdächtig oder gefährlich ist. Sie lauert auf uns. Jeden Moment könnte sie über mich hereinbrechen. Ich kann das Problem nicht lösen. Die Gefahr hängt über mir oder steht vor mir. Gedanken daran verfolgen mich. Ich hasse es, wenn ich nicht mehr weiter weiß.
Auge – Tränendrüsen	(+/−)	Visuelle „Verdauungsstörung"	Unfähigkeit, etwas loszulassen, was man nicht rechtzeitig gesehen hat, oder Unfähigkeit, etwas zu fassen (zu glauben). Gefühl des Zusammenzuckens bei einem bestimmten Anblick. Ich wünschte, ich hätte das nie gesehen.

Tabelle der Organe und Emotionen

Auge – Tränendrüsen, Tränennasengang	(−/+)	Visuelles Erkennen	Gesehen werden oder nicht gesehen werden. Ich möchte, dass sie mich sehen und erkennen, aber sie tun es nicht.
Bauchfell	(+/−)	Angriff auf die Brust	Ein echter oder gefühlter Angriff auf die Brust.
Bauchspeicheldrüse	(+/−)	Wut über Grenzverletzung	Wütender Streit mit Familienangehörigen oder nahestehenden Personen oder anderen Menschen über Geld, Dinge, Erbschaft oder andere lebenserhaltende Themen. Man hat mir etwas versprochen und nun wurde es mir genommen. Häufig direkter Zusammenhang mit Überlebensthemen.
Bauchspeicheldrüse – Alpha-Inselzellen	(−/+)	Angst / Ekel	Ekel vor jemandem oder etwas, das einem Angst macht. Es war schrecklich. Igitt!
Bauchspeicheldrüse – Beta-Inselzellen	(−/+)	Widerstand	Gegen jemanden oder etwas ankämpfen, Widerstand leisten. Wenn ich energischer reagiere, kann ich besser einen Aufstand machen und Widerstand leisten. Ich werde nicht klein beigeben. Kämpfen heißt überleben.
Bauchspeicheldrüse – Gänge	(−/+)	Wut über Grenzverletzung	Mit den eigenen Grenzen verbundener Streit oder Wut; häufig mit Geschwistern, Partnern, Nachbarn oder Geschäftspartnern (Streit über Geld, Beziehungen …). Beispiel: Während einer Geschäftsreise hat ein Mann eine Affäre mit einer verheirateten Frau. Einige Zeit später hat er den betrogenen Ehemann am Telefon, der ihn anschreit, er habe seine Ehe zerstört. Oder ein

Organ	Organ-reaktion	Thema	Emotion / Gedankenmuster
			Mitarbeiter versucht Arbeitsabläufe zu optimieren, aber sein Chef oder die Kollegen lachen ihn deswegen aus.
Bauchspeicheldrüse – Schleimhaut	(−/+)	Wut über Grenzverletzung	Mit dem eigenen Bereich oder der eigenen Identität verbundener Ärger. Es regt mich auf, was sie mir angetan haben. Es gibt keine Gerechtigkeit. Ihr Verhalten ist abartig. Ich wünschte, ich wäre noch eigenständig. Sie haben mir das weggenommen.
Bindegewebe	(−/+)	Mangelnder Selbstwert	Ich bin es nicht wert. Ich fühle mich wertlos. Ich bin nicht stark und gut genug. Die anderen sind besser als ich. Ich kann meinen eigenen Erwartungen nicht gerecht werden.
Blase – Mukosa (Schleimhaut)	(−/+)	Unfähigkeit, Grenzen zu setzen, verbunden mit Angst	Unfähigkeit, Grenzen und Begrenzungen zu erkennen. Ich kann meinen Raum oder meine Grenzen nicht setzen oder bestimmen.
Blase – Trigonum, Submukosa	(+/−)	Beängstigende Überlebenssituation	Das macht mir Angst. Etwas fühlt sich sehr schmutzig, hässlich oder lebensbedrohlich an. Ich wurde benutzt. Das Verhalten der anderen ist ekelhaft. Was zum Teufel ist los? Ich fühle mich, als würde man mich mit Dreck bewerfen.
Blutgefäße – Arterien	(−/+)	Mangelnder Selbstwert	Ich bin es nicht wert …

Tabelle der Organe und Emotionen

Blutgefäße – Herzkranzarterien	(−/+)	Angst vor Verletzung der Unversehrtheit	Jemand ist in meinen Bereich eingedrungen. Ich fühle mich, als hätte ich mein Herz verloren. Meine Grenzen wurden verletzt. Ich bin verletzt. Mein Konkurrent greift mich an. Ich muss der Herausforderung gewachsen sein. Ich werde diesen Kampf gewinnen. Ich fühle mich bedroht. Ich fühle mich besiegt.
Blutgefäße – Herzkranzvenen	(−/+)	Angst vor Verletzung der Unversehrtheit	Ich bin sexuell frustriert. Meine Grenzen wurden verletzt. Jemand hat mich provoziert. Es bricht mir das Herz. Mein Herz schmerzt und mir kommen die Tränen.
Blutgefäße – Venen (Innenwand)	(−/+)	Mangelnder Selbstwert	Ich bin es nicht wert …
Branchialbogenganglien – Rachengang	(−/+)	Angst vor Angriff	Etwas oder jemand geht auf mich los. Ich kann mich nicht schützen.
Brust – Milchdrüsen	(+/−)	Besorgnis / Kampfbereitschaft	Ich sorge mich zu Tode. Ich kann nicht damit aufhören, mir Sorgen zu machen. Ich streite mich mit meinem Partner, meinem Kind und meiner Mutter. Sie greifen mich und mein Zuhause an. Ich muss mein Heim, mein Nest, mein Kind und meinen Partner verteidigen.
Brust – Milchgänge	(−/+)	Weiblicher Näheverlust	Angst vor Trennung von Partner, Kind, Mutter, Zuhause oder Nest. Mein Ehemann hat mich verlassen. Ich fürchte, er hat mich betrogen. Mein Zuhause ist verloren. Mein Kind ist in Gefahr. Meine Mutter ist gestorben. Mein Zuhause wurde zerstört.

Organ	Organ-reaktion	Thema	Emotion / Gedankenmuster
Darm – Blinddarm – Appendix, Zäkum, Zökum	(+/−)	Verdauungs-störung	Häufig verbunden mit hässlichen Situationen zwischen nahestehenden Personen wie beispielsweise innerhalb der Familie. Ich konnte das nicht verdauen. Es ist schwer, das loszulassen.
Darm – Dünndarm	(+/−)	Verdauungs-störung	Etwas kann nicht verdaut werden. Häufig eine nicht zu verarbeitende Wut, die mit Verhungern zu tun hat.
Darm – Dünndarm, Zwölffingerdarm	(+/−)	Verdauungs-störung	Unfähigkeit, eine Situation wie Ärger mit Verwandten, Kollegen oder Freunden zu verarbeiten.
Dickdarm	(+/−)	Verdauungs-störung	Ich kann das nicht verdauen. Ich kann das Erlebte nicht loslassen. Mein Innerstes wurde herausgerissen. Ich habe es noch nicht vollständig verarbeitet. Ich bin noch dabei, das zu verarbeiten.
Eierstöcke	(−/+)	Schwerwiegender Verlust	Emotional hoch besetzter Verlust von Kind, Partner, Eltern, Freunden oder auch Haustieren. Es bestürzte mich. Es hat mich tief getroffen. Ich bin so traurig. Der Verlust ist nicht wieder gutzumachen.
Fettgewebe – Körperfett	(−/+)	Mangelnder Selbstwert	Ich bin es nicht wert. Ich bin zu dürr. Ich bin zu fett. Ich mag meinen Hintern nicht.
Gallenblase – Gänge	(−/+)	Wut über Grenzverletzung	Wut über jemanden, der in meinen Bereich, meinen Raum oder mein Gebiet eindringt. Wut über das Nichtrespektieren von Grenzen. Verletzung der Grenzen durch einen Nachbarn, Konkurren-

Tabelle der Organe und Emotionen

Organ		Emotion	Beschreibung
			ten, Partner, Kollegen etc. Sie dringen in meinen Bereich ein. Das ist mein Reich. Ich habe meine Pflicht nicht getan. Ich war außer mir vor Wut. Ich ärgere mich grün und blau. Er war so wütend, dass er Gift und Galle spuckte.
Gebärmutter	(+/−)	Schwerer Verlust	Verlust von Kind, Partner, Eltern, Freunden oder einem geliebten Haustier
Gebärmutter – Gebärmutterhals	(−/+)	Angst vor Gebietsverlust	Trennung vom Partner. Nicht den richtigen Partner haben. Er ist der Zweitbeste. Er ist widerlich. Das macht keinen Spaß. Werde ich je den Richtigen treffen? Wie könnte ich Kinder mit ihm haben? Ich vertraue ihm nicht. Ich bin mir nicht sicher, dass er der Richtige ist. Er wird ausfallend. Er hat mich betrogen. Eines Tages treffe ich den Richtigen. Ein Freund hat mich im Stich gelassen. (Sexueller Beiklang)
Gebärmutter – Eileiter	(+/−)	Sexuelles Trauma	Ich kann nicht glauben, dass mir unterstellt wurde, eine Affäre mit dem besten Freund meines Mannes zu haben.
Gebärmutter – Gebärmutterhalsmuskel	(−/+)	Selbstabwertung	Ich kann keinen Sex haben. Ich kann die Schwangerschaft / den Penis nicht halten.
Gebärmutter – Muskeln	(+/−)	Selbstabwertung in Verbindung mit Schwangerschaft	Ich kann das nicht. Bin ich es wirklich wert, schwanger zu sein / ein Kind zu haben?

Organ	Organ-reaktion	Thema	Emotion / Gedankenmuster
Haut – Dermis, Lederhaut	(+/−)	Sich beschmutzt, entstellt fühlen	Gefühl entstellt, beschmutzt oder für das Leben gezeichnet zu sein. Das fühlte sich schrecklich an. Es ist mir unter die Haut gegangen. Ich konnte mich nicht schützen.
Haut – Epidermis, Oberhaut	(−/+)	Näheverlust	Verlust von Nähe. Traumatische Trennung oder Wunsch nach Trennung. Tatsächlicher oder angenommener Verlust der Nähe zu Mutter, Gemeinschaft, Familie oder Freunden. Häufig bei Trennungen oder Scheidungen. Auflösung, Trennung, Scheidung, sich zerrissen fühlen.
Herz – Myokard, Herzmuskel	(−/+)	Überforderung	Das wirft mich um. Meine Gefühlsflut überwältigt mich. Das Leben ist nicht zu bewältigen. Das ist so hart. Warum passiert mir das?
Hoden	(−/+)	Schwerer Verlust	Verlust von Kind, Partner, Eltern, Freunden oder auch einem geliebten Haustier
Knochen	(−/+)	Mangel an Selbstwert und innerer Stärke	Ich fühle mich nicht wertvoll oder stark genug. Ich bin es nicht wert. Dieser Druck ist zu hoch. Ich bin nicht stark und gut genug. Die anderen sind besser als ich. Ich kann meinen eigenen Erwartungen nicht gerecht werden.
Knochenhaut	(−/+)	Trennung	Verursacht von einem Schmerz, den ich jemandem zugefügt oder den ich selbst erlitten habe.

Tabelle der Organe und Emotionen

Knorpelgewebe	(−/+)	Mangelnder Selbstwert	Ich bin es nicht wert. Ich fühle mich wertlos. Ich bin nicht stark und gut genug. Die anderen sind besser als ich. Ich kann meinen eigenen Erwartungen nicht gerecht werden.
Leber – Parenchym	(+/−)	Verhungern	Angst, dass man selbst oder ein geliebter Mensch verhungert. Häufig verbunden mit finanziellen Problemen. Der Geldfluss versiegt. Es wird nichts zu essen geben. Wie werde ich jetzt überleben? Alles wurde mir genommen.
Lunge – Bronchialschleimhaut	(−/+)	Angst vor Grenzverletzung	Jemand droht, in mein Gebiet einzudringen. Wer ist da? Ich habe Angst, fürchte mich, bin verstört. Es erdrückt mich, ich bekomme keine Luft.
Lunge – Bronchien Becherzellen	(+/−)	Atemnot	Angst, keine Luft mehr zu bekommen oder an etwas zu ersticken. Hör auf, du erstickst mich. Ich fühlte mich erdrückt. Es war total erstickend. Ich brauche dringend mehr Raum für mich. Es hat mich erdrückt.
Lunge – Luftzellen	(+/−)	Todesangst	Ich ersticke. Ich kann nicht mehr atmen. Es nimmt mir den Atem. Für mich ist alles vorbei. Das ist das Ende. Ich werde das hier nicht überleben. Ich habe vor Angst nach Luft geschnappt. Mein Leben ist bedroht.
Lymphe – Lymphgefäße	(−/+)	Mangelnder Selbstwert	Ich bin wertlos. Dieser Teil von mir ist wertlos. Ich bin jetzt überflüssig.
Lymphe – Lymphknoten	(−/+)	Mangelnder Selbstwert	Ich bin wertlos. Dieser Teil von mir ist wertlos. Ich bin jetzt überflüssig.

Organ	Organ-reaktion	Thema	Emotion / Gedankenmuster
Magen – Große Magenkurvatur	(+/−)	Unfähigkeit, etwas zu verdauen	Etwas, was unverdaut im Magen liegt. Bezieht sich in der Regel auf Arbeit, Familie, Besitz, Beziehungen, Rechtsfragen …
Magen – Magenschleimhaut	(−/+)	Wut oder Angst in Bezug auf Grenzverletzung	Wut oder Angst in Bezug auf das eigene Territorium, die eigenen Grenzen. Das Problem des Alpha-Wolfs. Meine Frau hat mich betrogen. Er/es gehört mir, wie konnte er/sie/es mir das antun?! Häufig ein mit Gefühlen von Angst und Wut verbundener Streit mit Nachbarn, dem Chef, einem Partner oder Freund
Magen – Speiseröhre	(+/−)	Unfähigkeit, zu schlucken	Unfähigkeit etwas zu schlucken. Ich kann das nicht verdauen. Da ist etwas, was wir bereits haben oder integrieren wollen, aber plötzlich können wir es nicht verdauen (es steckt fest, bewegt sich weder nach oben noch nach unten).
Magen – Speiseröhre, Schleimhaut, obere zwei Drittel	(−/+)	Unfähigkeit zu schlucken	Ich kann das nicht schlucken/akzeptieren. Etwas, was wir nicht schlucken können, oder eine Lebenssituation, die wir gerne ausspucken/loslassen möchten, aber nicht können
Mandeln – Rachenmandeln	(+/−)	Unfähigkeit, zu schlucken	Ich kann mir etwas Wichtiges nicht schlucken oder akzeptieren. Die mir zugesagte Wohnung oder mein neuer Job wurden plötzlich von jemand anderem weggeschnappt.
Milz	(−/+)	Blutverlust, Selbstabwertung	Traumatische Erlebnisse in Zusammenhang mit Bluten oder Blut generell.

Tabelle der Organe und Emotionen

Mund	(+/−)	Aufnahme (Einverleiben) / Überleben	Ich kann Nahrung nicht richtig aufnehmen. Es steckt fest. Ich konnte es nicht akzeptieren. Mir lief das Wasser im Mund zusammen. Etwas sammeln wollen. Etwas nicht greifen können. Etwas nicht aufnehmen können.
Mund – Gaumen	(+/−)	Unfähigkeit zu schlucken	Unfähigkeit, etwas auszuspucken zu können. Oder nachdem man etwas (in den Mund) bekommen hat: Unfähigkeit es zu schlucken und zu verarbeiten.
Mund – Mundhöhlenschleimhaut	(−/+)	Unfähigkeit zu schlucken	Unfähigkeit, etwas auszuspucken oder zu erbrechen. Es hinterlässt einen bitteren Nachgeschmack. Ich möchte ausspucken. Wenn ich nur mehr davon hätte, es auskosten könnte. Ich möchte meine Wahrheit sagen. Versuch, Krumen zu ergattern.
Mund – Rachen	(+/−)	Unfähigkeit zu schlucken	Ich kann das nicht akzeptieren oder aufnehmen. Das kann ich nicht schlucken. Ich kann es nicht loswerden, ausstoßen, hinauswerfen, loslassen, annehmen, verarbeiten oder glauben.
Muskeln	(−/+)	Bewegung / Selbstabwertung	Ich bin dessen nicht wert (real oder nur in meiner Vorstellung Vorhandenes). Ich kann nicht fliehen (Beine) oder kann etwas nicht abwehren oder daran festhalten (Arme).
Nase – Geruchsinn	(−/+)	Riechen	Ich kann ihn/sie oder diese Situation nicht mehr riechen. Etwas geht mir gewaltig auf die Nerven.
Nase – Nasennebenhöhlenschleimhaut	(−/+)	Riechen	Ich kann ihn/sie oder diese Situation nicht mehr riechen. Etwas geht mir gewaltig auf die Nerven.

Organ	Organ-reaktion	Thema	Emotion / Gedankenmuster
Nase – Nasenschleimhaut	(−/+)	Riechen	Das stinkt zum Himmel. Ich kann ihn/sie oder diese Situation nicht mehr riechen.
Nebenniere – Nebennierenmark	(+/−)	Überlastung	Untragbare oder unerträgliche Belastung. Ich halte es nicht mehr aus. Ich bin am Ende. Das ist zu viel, ich kann nicht damit umgehen. Ich weiß nicht mehr weiter.
Nebenniere – Nebennierenrinde	(−/+)	Falsche Richtung	Gefühl, als wäre man aus der Bahn geworfen. Ich gehe in die falsche Richtung. Ich habe mich verirrt. Ich bin durcheinander, weiß nicht, wohin ich gehen oder was ich tun soll.
Nebenschilddrüse	(+/−)	Verdauungsstörung / Überleben	Ich brauche das. Wenn sie nur gehen würden. Ich kann ohne das nicht leben.
Nieren – Nierenbecken Mukosa (Schleimhaut)	(−/+)	Identitätsbestimmung	Unfähigkeit, den eigenen Bereich von innen zu begrenzen oder zu markieren. Ich weiß nicht, was ich tun oder welche Ansicht ich teilen soll. Ich habe mir keinen Namen gemacht. Sie respektieren mich nicht. Das gehört zu mir. Wer bin ich?
Nieren – Parenchym	(−/+)	Wasserfluss	Ich fühle mich wie kurz vor dem Ertrinken. Jemand ist beinahe ertrunken oder erlebte eine Überschwemmung. Hat oft etwas mit Geld zu tun.

Tabelle der Organe und Emotionen 119

Nieren – Sammelrohre	(+/−)	Isolation	Angst vor dem Alleinsein. Ich habe alles verloren, ich werde nicht angemessen unterstützt. Ich sitze zwischen den Stühlen, kann keine Entscheidung treffen. Mein Leben fällt auseinander. Ich habe Heimweh. Man hat mich vergessen. Sie haben mich verlassen. Ausgebombt sein und keine Hilfe erhalten. Ich bin allen egal. Angst um den Lebensunterhalt.
Ohren – Eustachische Röhre	(+/−)	Hören	Ich kann nicht glauben, was ich gehört habe. Es bedroht mich. Ich fürchte um mein Leben. Ich kann das Gehörte weder fassen (glauben), noch kann ich es vergessen. Es ist inakzeptabel. Ich konnte das, was ich hörte, nicht akzeptieren, ich traute meinen Ohren nicht. Das hat ein Klingeln in meinen Ohren hinterlassen. Die Stimmen/Worte der anderen sind mir im Ohr geblieben.
Ohren – Hörvermögen	(−/+)	Hören	Ich möchte das nicht hören. Sei still! Warum sagst du das? Ich kann nicht glauben, was ich da höre.
Ohren – Mittelohr	(+/−)	Hören	Ich kann nicht glauben, was ich gehört habe. Es bedroht mich. Ich fürchte um mein Leben. Ich kann das Gehörte weder fassen (glauben), noch kann ich es vergessen. Es ist inakzeptabel. Ich konnte das, was ich hörte, nicht akzeptieren, ich traute meinen Ohren nicht. Das hat ein Klingeln in meinen Ohren hinterlassen. Die Stimmen/Worte der anderen sind mir im Ohr geblieben.
Perikard (Herzbeutel)	(+/−)	Angriff auf das Herz	Ein echter oder gefühlter Angriff auf das Herz. Gefühl, jemand habe mir das Herz durchbohrt oder einen Dolch ins Herz gestoßen.

Organ	Organ-reaktion	Thema	Emotion / Gedankenmuster
Prostata	(+/−)	Sich nicht als Mann fühlen	Ich fühle mich nicht mehr als Mann. Ich bin ein Versager (nach Pensionierung, Scheidung, von der Freundin verlassen). Ich bin nicht mehr der Mann im Haus. Es kränkt mich, dass meine beste Zeit hinter mir liegt. Meine Integrität ist dahin. Ich bin nicht männlich genug. Ich bin nicht gut genug. Es ist unangenehm. Es ist abstoßend.
Rektum – Mukosa (Schleimhaut)	(−/+)	Weibliche Identität oder Schwierigkeiten bei Abgrenzung	Nicht wissen, wohin man gehört oder wohin man gehen soll, oder Unfähigkeit, eine Position zu bestimmen. Wo gehe ich hin? Wo gehöre ich hin? Was soll ich tun? Wer bin ich? Nicht in der Lage sein, sich selbst zu definieren. Welche Arbeit soll ich tun? Bin ich dies oder das?
Rektum – Schließmuskel	(−/+)	Unfähigkeit, Grenzen zu setzen	Das ist meins. Ich erkläre dies zu meinem Eigentum. Niemand kann mir das wegnehmen.
Rektum – Submukosa	(+/−)	Schlimmes Ausscheidungstrauma	Scheiße! Das ist scheiße. Ich muss es loswerden. Es ist ekelhaft und abstoßend. Es stinkt mir.
Rippenfell	(+/−)	Angriff auf die Brust	Ein echter oder gefühlter Angriff auf die Brust.

Samenblase	(−/+)	Verteidigung des Territoriums / Angst	Angst davor, dass jemand in das eigene sexuelle männliche Territorium eindringt. Rivalen müssen abgewehrt werden.
Schilddrüse	(+/−)	Unfähigkeit etwas hinein- oder hinauszulassen	Ich kann etwas nicht bekommen, was ich gerne hätte. Ich kann etwas nicht so schnell loswerden, wie ich es gerne hätte.
Schilddrüse – Ausführungsgänge	(−/+)	Gefühl der Machtlosigkeit	Hilflosigkeit, Angst vor Kontrollverlust, alles unter Kontrolle haben wollen, Verletzlichkeit. Ich bin ungeeignet, unfähig, ineffizient, hilflos, zu passiv, impotent, schwach …
Sehnen	(−/+)	Selbstabwertung	Ich bin es nicht wert. Ich kann das nicht. Ich bin zu langsam, nicht gut genug …
Thalamus	(−/+)	Selbstaufgabe	Wenn ich nur tot wäre! Mein Leben ist sinnlos. Selbstaufgabe. Ich bin wertlos. Ich gebe auf. Ich lehne mich selbst völlig ab. Es ist zu viel. Ich bin am Boden zerstört, fühle mich wie zersplittert, reduziert. Ich wünschte, ich wäre tot.
Vagina – Bartholin-Drüse	(+/−)	Vaginaltrockenheit	Unfähigkeit, genügend Vaginalflüssigkeit für den Geschlechtsverkehr zu produzieren
Vagina – Schleimhaut	(−/+)	Unfähigkeit, Geschlechtsverkehr zu haben	Gefühl, dass es mir nicht erlaubt ist, Geschlechtsverkehr zu haben. Ich liege neben ihm und trotzdem will er nicht mit mir schlafen. Wird er mich jemals attraktiv finden? Er/sie schläft nicht mehr mit mir.

Organ	Organ-reaktion	Thema	Emotion / Gedankenmuster
Zähne – Zahnbein	(–/+)	Nicht zubeißen können	Ich muss mich durch etwas durchbeißen. Ich beiße mich daran fest. Häufig verbunden mit Wut, Hass, Ablehnung. Gefühl der Wertlosigkeit und des nicht Zurückbeißenkönnens. Jemand würde gerne zubeißen/zuschlagen, aber darf es nicht oder traut sich nicht. Ich fühle mich nicht in der Lage, etwas zu tun, was ich tun möchte. Sich in etwas verbeißen / etwas festhalten und nicht loslassen können
Zähne – Zahnschmelz	(–/+)	Nicht zubeißen können	Ich muss mich durch etwas durchbeißen. Konflikt, bei dem man nicht beißen (angreifen) darf. Etwas, was schön oder angenehm war, wurde weggenommen.

Mein Dank gilt allen, die in den vergangenen Jahren an der Verbesserung dieser Zuordnung der Organe und Emotionen mitgearbeitet haben.

Johannes R. Fisslinger

Kapitel 5

Fallbeispiele aus der Arbeit mit META-Health

Bevor Sie dieses Kapitel lesen ...

... sollten Sie die nachfolgenden einschränkenden Vorbemerkungen sehr genau zur Kenntnis nehmen und akzeptieren. (Sie sind im Sinne eines Haftungsausschlusses von Autor und Verlag zu verstehen. Das bedeutet: Autor und Verlag haften nicht für eventuelle Folgen, falls Sie aus den im Folgenden beschriebenen Beispielen in eigener Verantwortung praktische Maßnahmen für Ihre Selbstheilung ableiten sollten.)

META-Health und dieses Buch dienen nur zu Informationszwecken. Weder die in diesem Buch enthaltenen Informationen noch die nachfolgenden Fallbeispiele wollen im Sinne einer Diagnose oder Behandlung für die Leser verstanden werden.

Bitte wenden Sie sich stets an einen Arzt oder einen anderen Therapeuten, wenn irgendeine Form von Symptom bei Ihnen auftritt. Wir empfehlen Therapeuten, die eine Ausbildung in META-Health absolviert haben.

Die nachfolgenden Fallbeispiele dienen allein Ihrer Information. Sie sollen die Zusammenhänge veranschaulichen, die zwischen Organen, Stress und Emotionen bestehen, und die fünf Punkte und Phasen der Heilung verdeutlichen. Damit werden Sie die in diesem Buch dargestellten Prinzipien besser verstehen. Bitte beachten Sie dabei, dass wir alle einmalige Individuen sind und dass wir unterschiedliche Lebensgeschichten und Lebensumstände haben. Daher können Körper und Geist bei Ihnen ganz anders reagieren, als es in den Beispielen der Fall ist.

Auch die in den Beispielfällen erwähnten Therapiemethoden oder Interventionen sind für Ihre Situation möglicherweise nicht geeignet. Bitte holen Sie sich, wenn Sie Fragen haben oder Unterstützung benötigen, in jedem Fall Rat – am besten bei einem zertifizierten META-Health-Professional.

Je nach Klient und Spezialgebiet des Therapeuten liegt der Schwerpunkt bei den einzelnen Fallbeispielen teilweise verstärkt auf einem ganz bestimmten Aspekt des Heilungsprozesses. So werden bei dem einen Klienten vielleicht stärker die psychischen oder emotionalen Themen angesprochen, bei einem anderen eher die Organebene.

Namen und nähere Umstände wurden in den Falldarstellungen getilgt, um die Anonymität der Beteiligten zu wahren. Dort, wo es uns notwendig erschien, haben wir zusätzliche Erklärungen und Anmerkungen eingefügt.

Soweit nicht anders vermerkt, stammen die Fallbeispiele aus dem Archiv der IMMA (*International META-Medicine Association*; Näheres dazu am Schluss des Buches).

Der Aufbau der Fallbeispiele

Erinnern Sie sich an den Mann mit den Schulterschmerzen, der uns am Anfang des Buches als Beispiel diente? Mittlerweile dürfte sein „Fall" Ihnen schon besser verständlich sein. Als erstes der Fallbeispiele in diesem Kapitel schildere ich Ihnen dieses hier besonders detailliert:

Knochen – Schulter

Ein Mann, 40 Jahre jung, hat Schulterschmerzen auf der rechten Seite und fühlt sich völlig erschöpft. Die Schmerzen sind 3 Wochen zuvor erstmals aufgetreten.

Organreaktion: (–/+)

Lokalisierung des Symptoms: Rechte Schulter

Händigkeit: Beim Klatschtest liegt seine rechte Hand oben, er ist also Rechtshänder, seine rechte Seite ist dominant. Weil die Symptome auf der rechten Seite auftreten, stehen die Emotion beziehungsweise der Stressauslöser in Verbindung mit seiner Partnerin.

Auftreten der ersten Symptome: Vor 3 Wochen – Die Symptome sind akut, er erlebt sie zum ersten Mal.

Überprüfung der Heilungsphase, in der er ist: Als die Schulterschmerzen vor rund 3 Wochen begannen, fühlte er sich total erschöpft und müde – ein zusätzliches Indiz dafür, dass er sich aktuell in der Regenerationsphase befindet.

Emotion: Gefühl von mangelndem Selbstwert; fühlt sich innerlich unter Druck, weil er etwas nicht richtig oder gut genug zu machen glaubt

Emotionale Intensität: bei 8 auf der Zehnerskala; starkes Gefühl der Wertlosigkeit, verbunden mit Traurigkeit

Stressauslöser: Vor rund 2 Monaten stritt er sich mit seiner Frau über einen neuen Job. Sie sagte mit lauter Stimme und abwertendem Tonfall (auditiver Stressauslöser): „Diesen Job kannst du vergessen. Dafür hast du nicht genug auf dem Kasten."

Stressphase: Von diesem Punkt an fühlte er sich deprimiert, hatte Selbstzweifel und musste ständig an diesen Vorfall denken.

Regenerationsauslöser: Wir können als gesichert annehmen, dass irgendetwas seine Regeneration ausgelöst hat und dass die Belastung nicht mehr vorhanden ist. Es kann sich um eine Lösung im realen Leben gehandelt haben. (Seine Frau sagte ihm vielleicht etwas Nettes und er ist wieder versöhnt.)

Regenerationsphase: Nachdem die Regenerationsphase ausgelöst wurde, begann er den Schmerz in der Schulter zu spüren – ein typisches Organsymptom der Regenerationsphase.

Überzeugung: Vielleicht hat sie ja recht? Ich fühle mich schwach, nicht stark genug. Ich habe es nicht richtig gemacht. Ich kann meine eigenen hohen Erwartungen nicht erfüllen.

Umkehrung: Ich habe ein gutes Gefühl mir gegenüber und fühle mich innerlich stark.

Bewusstes Handeln / Genesung: Die Schritte der META-Health-Therapie umfassen Folgendes:

- Bewusstmachen der Emotion-Organ-Verbindung (Knochen stehen für das Gefühl „Ich bin es nicht wert") und des Stressauslösers (laute Stimme der Ehefrau)

- Auflösen von Stressauslöser und Überzeugungen (durch Bewusstmachen, Vergeben, Loslassen oder eine Reihe von Techniken wie EMDR, EFT …)
- Realisieren einer bewussten, gesunden Lebensweise (Steigern des Selbstwertgefühls, Stärken der Knochen und Muskeln, um sich stärker und widerstandsfähiger zu fühlen, Anbindung an die eigene Lebensbestimmung …)

Die Fallbeispiele – geordnet nach den betroffenen Organen

Augen – Bindehaut

Eine Frau, 38 Jahre alt, rechtshändig, Single, leidet an chronischer Bindehautentzündung im linken Auge.

Organreaktion: (–/+)

Stressauslöser: Die Frau hatte einen anstrengenden Job, bei dem sie drei Viertel der Zeit im Ausland unterwegs war. Zwar hatte sie nichts gegen das Reisen an sich, ließ aber andererseits ungern ihre Katzen allein zu Hause.

Stressphase: Keine Symptome, nur das Gefühl, die Katzen zu vermissen

Regenerationsauslöser: Wiedersehen mit den Katzen

Regenerationsphase: Sobald sie nach Hause kam und ihre Katzen wiedersah, begannen ihre Augen, sich zu röten. Ihr Hausarzt erklärte ihr, es handele sich um einen nicht zu bestimmenden Virus, der sich ab und an bemerkbar mache. Er hatte keine Erklärung dafür, warum der Virus nur dann auftauchte, wenn sie wieder zu Hause war.

Genesung: Seit der META-Therapie hat sie keinerlei Probleme mehr mit Bindehautentzündungen.

Quelle: *Dr. Rob van Overbruggen*

✻

Augen – Glaskörper

Eine Frau, 49 Jahre alt, rechtshändig, hat plötzlich ihr Sehvermögen verloren.

Zwei Jahre lang hatte sie bereits eine Lesebrille gebraucht, mit geringer Stärke (1,75), als im April 2005 ihr ehemaliger Lebenspartner starb, mit dem sie 17 Jahre lang zusammengelebt hatte. Am Tag nach seinem Tod begannen für sie in der Nähe und der Ferne alle Konturen zu verschwimmen. Sie brauchte von einem Tag auf den anderen eine wesentlich stärkere Lesehilfe (3,75). Außerdem klagte sie über großen Druck rund um die Augäpfel.

Organreaktion: (–/+)

Stressauslöser: Angst vor Angriff oder Gefahr
Das Trauma bestand darin, dass ihr Partner psychisch instabil war, sie immer wieder körperlich attackierte und lange Zeit gedroht hatte, sie und ihre Tochter umzubringen. 2005 schlug er sie zweimal so stark, dass sie für einige Sekunden bewusstlos war. Sie verließ ihn und war seither extrem wachsam, weil sie Angst hatte, er würde sie finden und ihr Leben noch weiter zerstören.

Regenerationsauslöser: Die Lösung war, dass sie nicht mehr wachsam gegenüber Angriffen oder Bedrohungen sein musste (weil er gestorben war). Sie stellte außerdem fest, dass sie begonnen hatte, eine Lesebrille zu tragen, als sie Klarheit über die meisten mit ihrem Partner verbundenen Themen gewonnen hatte und bereit war, ihn zu verlassen.

Genesung: Sie setzte Imaginationstechniken ein, um Ängste und Wut in Bezug auf den ehemaligen Partner loszulassen. Außerdem führte sie täglich Augenübungen durch, um die Durchblutung und den Energiefluss im Auge zu steigern. Mittlerweile benutzt sie eine Lesebrille der Stärke 2,0 und hofft, in Zukunft wieder ihre volle Sehstärke zu erlangen.

✽

Augen – Linse

Eine Frau, 63 Jahre alt, rechtshändig, hatte vom Augenarzt die Diagnose erhalten, dass sie in beiden Augen kleine Eintrübungen der Linse habe.

Organreaktion: (–/+)

Stressauslöser: mit dem Sehen verbundenes Trennungstrauma
Auslöser war der plötzliche Tod ihres Sohnes durch Leberversagen

aufgrund von Alkoholismus, damit verbunden das Wissen, dass sie ihren Sohn nie wieder sehen würde.

Stressphase: Trauer, Schock, Wut, Schlafmangel, Rastlosigkeit, Rückzug von Freunden, begleitet von der Sehnsucht, den Sohn wiederzusehen und ihm alles zu sagen, was sie ihm vorher nicht hatte sagen können

Regenerationsauslöser: Annehmen der Situation und Akzeptieren der Tatsache, dass sie ihn in diesem Leben nicht mehr sehen würde

Regenerationsphase: Es wurden kleine Eintrübungen diagnostiziert, die zu diesem Zeitpunkt noch keine Einschränkung des Sehvermögens darstellten.

Genesung: Sie kann nun über den Sohn reden, ohne dass es sie belastet, und hat eine Arbeit aufgenommen, die ihr Freude macht. Sie beginnt wieder, das Leben zu genießen und Freunde zu treffen. Die META-Therapie arbeitete mit Bach-Blütenessenzen und natürlichen Heilmitteln, etwa in Form von Blaubeeren, die gut für die Augen sind.

Blase – Harnleiter, Schleimhaut

Eine Frau, 49 Jahre alt, rechtshändig, hat Fieber und starke Schmerzen beim Urinieren.

Organreaktion: (−/+)

Stressauslöser: Verletzung der eigenen Grenzen / des eigenen Raums Die Klientin wollte einen heiligen Ort in den Bergen aufsuchen, an dem sie einmal eine starke, einzigartige Verbindung zur Natur erlebt hatte. An diesem Ort wollte sie nun ein bestimmtes Kapitel ihres neuen Buchs schreiben. Als sie zum Tor kam, stand es offen. Das war das Zeichen dafür, dass die Besitzer des Grundstücks zu Hause waren; deren Privatsphäre wollte sie nicht stören. Gleichzeitig überfiel sie das Gefühl, die Besitzer wollten ihr den Zugang zu ihrem heiligen Ort verwehren. Dies trug sich zu ohne eine tatsächliche Begegnung mit den Besitzern.

Stressphase: Zwanghaftes Denken an das Thema

Regenerationsauslöser: Sie entdeckte einen anderen Platz weiter oben in den Bergen und fand dort wunderbare Inspiration für ihr Buch. Wenige Stunden später setzten die Symptome ein.

Regenerationsphase: Fieber, Harndrang, brennender Schmerz

Genesung: Nach Wahrnehmen der ersten Symptome wurde EFT eingesetzt; das half dabei, das Thema und die Symptome schneller zu klären. Es wurde kein erneutes Auftreten einer Blaseninfektion beobachtet.

Blase – Schleimhaut

Eine Frau, 43 Jahre alt, rechtshändig, hat wiederkehrende Blaseninfektionen nach Geschlechtsverkehr.

Organreaktion: (–/+)

Stressauslöser: Verletzung der eigenen Grenzen / des eigenen Raums Nachdem die Klientin ihr jüngstes Kind bekommen hatte, zog ihre Mutter bei ihr ein, die sehr strenge Ansichten in Bezug auf Sex hatte. Die Klientin empfand ihre Mutter als Eindringling und als störend für ihr Liebesleben, weil sie beim Sex die Schritte der Mutter draußen im Flur vor dem Schlafzimmer hören konnte. Die Beziehung zwischen Mutter und Tochter war nie gut.

Stressphase: Zwanghaftes Denken an die Einmischung der Mutter

Regenerationsauslöser: unbekannt

Regenerationsphase: Sie erlebte eine Infektion mit Schmerzen und starkem Harndrang. Das Blasengewebe fühlte sich geschwollen an.

Genesung: Die META-Therapie beinhaltete das Klären oder Löschen der ursprünglichen negativen Emotionen und Stressauslöser. Infektion, Schmerzen und Schwellung legten sich rasch. Es wurde kein erneutes Auftreten einer Blaseninfektion beobachtet.

Branchialbogenganglien und Schilddrüsenausführungsgang

Eine Frau, 28 Jahre alt, rechtshändig, klagt über Angst.

Anmerkung: Psychische Symptome wie Ängste machen sich in der Regel stärker bemerkbar, wenn zwei oder mehr Organe betroffen und gleichzeitig aktiv sind.

Stressauslöser 1: Branchialbogenganglien (Angst). Im Alter von 21 Jahren erhielt sie einen Anruf von einem Freund/Polizisten, der ihr mitteilte, dass ihre Mutter ihre Schwester gerade körperlich attackiere. Er fragte sie, ob sie sich selbst darum kümmern wolle oder ob die Polizei kommen solle. Sie brauchte 20 Minuten mit dem Auto, bis sie dort war, und erinnert sich daran, voller Panik gewesen zu sein, weil sie nicht wusste, was sie bei ihrer Ankunft erwartete. Der erste Stressauslöser war das klingelnde Telefon und der zweite die Stimme des Polizisten, der ihr von dem belastenden unerwarteten Ereignis erzählte. Seither spürt sie die Angst immer dann, wenn das Telefon klingelt (auditiver Auslöser).

Stressphase: Ihr Stresspegel lag jenseits von 10 (!) auf der Skala von 1 bis 10 mit typischen sympathischen Stresssymptomen.

Stressauslöser 2: Schilddrüsenausführgang (Hilflosigkeit): Nach diesem Ereignis ging sie wieder zur Arbeit. Als sie das Büro betrat, erlebte sie einen vollständigen Zusammenbruch und konnte nicht mehr aufhören zu weinen. Sie fühlte sich völlig hilflos und war außerstande, ihre Aufgaben zu erledigen. Dieser zweite Stressauslöser war eher visueller Art – im Büro zu sein und den Arbeitsanforderungen nicht genügen zu können.

Stressphase: Ihr Stresspegel lag bei 8/9 auf der Skala von 1 bis 10.

Regenerationsphase: Die Klientin litt jeden Tag an Ängsten, die Werte von 8 bis 9 auf der Skala erreichten, als sie sich an mich wandte. Ihre Regenerationsphase begann, als wir ihre Auslöser und deren Ursprung identifizierten. Sie lernte, bis zu unserer nächsten META-Health-Sitzung die Lautstärke ihrer verbalen Auslöser zu senken und den visuellen Auslöser zu minimieren. Diese einfachen Strategien brachten ihr bereits eine große Erleichterung und Linderung der Ängste.

Genesung: Die META-Therapie beinhaltete das Loslassen von Stressmustern (Emotionen und Überzeugungen), die mit der Angst (davor, dass das Schlimmste passieren könnte) und dem Gefühl der Hilflosigkeit (sich machtlos fühlen und unfähig, mit den täglichen Anforderungen des Lebens umzugehen) verbunden waren. Der Ursprung der beiden Muster lag tatsächlich im Alter von 5 bis 7 Jahren. Er manifestierte sich schließlich mit 21 Jahren durch die oben geschilderte belastende Erfahrung. Sie entdeckte für sich das Lernen auf Seelenebene unter Einsatz der Demartini-Methode, um ihre Psyche ins Gleichgewicht zu bringen und emotionale Belastungen in Selbstheilung, Stärke und Erkenntnisse bezüglich ihrer Lebensbestimmung und ihres Lebenswegs umzuwandeln. Nach der Behandlung lag der Stresspegel bei 0 auf der Skala von 0 bis 10.

Bella Dodds, META-Health-Coach, META-Kinetics-Practitioner

Brust – Milchgänge

Eine Frau, 63 Jahre alt, linkshändig, hat die Diagnose Brustkrebs (duktales Karzinom) bekommen.

Organreaktion: (–/+)

Stressauslöser: Näheverlust, Trennung. Im März 2004 war ihr Partner plötzlich und unerwartet verstorben.

Stressphase: Sie arbeitete sehr viel und vermisste ihn sehr. Immer, wenn sie gerade einmal nichts zu tun hatte, dachte sie an ihn. Ansonsten wurden keinerlei körperliche oder Organsymptome beobachtet.

Regenerationsauslöser: Ihre Schwiegertochter brachte ihr erstes Kind zur Welt.

Regenerationsphase: Ab diesem Zeitpunkt begann sie sich erschöpft zu fühlen und dachte, es liege daran, dass sie ein hartes Arbeits- und Trauerjahr hinter sich hatte. Das Enkelkind machte ihr große Freude. Zu dieser Zeit wurde ein Tumor in ihrer linken Brust entdeckt (Partnerseite).

Genesung: Mit dem Verstehen der Reaktion ihres Körpers verschwand die Angst vor dem Tumor, den sie dennoch entfernen lassen wollte. Die Operation verlief erfolgreich und danach wurde sie wieder völlig gesund. Sie machte einen langen Urlaub, verbrachte Zeit in ihrem Sommerhaus, ruhte sich aus, machte lange Spaziergänge und traf sich häufig mit ihrem Sohn und ihrem Enkelkind.

Darm

Eine Frau, 50 Jahre alt, rechtshändig, litt seit 10 Jahren an einem Reizdarmsyndrom, mit chronischer Verstopfung als typischem Symptom.

Anmerkung: In diesem Fall sind mehrere Darmgewebe wie der Dünndarm und der Zwölffingerdarm betroffen, was in der Praxis durchaus häufig vorkommt.

Organreaktion: (+ /–)

Stressauslöser: Verdauungsstörung, etwas Wichtiges kann nicht verdaut werden (häufig verbunden mit den Themen Überleben und Wut): das Hören der Nachricht, dass ihre Mutter an Krebs sterben würde.

Stressphase: Diese Nachricht war für sie schwer zu verdauen, weil sie erst kurz zuvor ihren Vater verloren hatte. Außerdem war sie ständig in Sorge und fühlte sich schuldig, weil sie im Ausland lebte und nicht bei ihrer Mutter sein konnte. Sie ärgerte sich auch über sich selbst, weil es ihrer Mutter schon seit einiger Zeit nicht gut ging und sie das Gefühl hatte, sie hätte es wissen müssen. Es zeigten sich erste Symptome einer Verstopfung, die mit Säure bindenden Mitteln behandelt wurden.

Regenerationsauslöser: Sie fuhr nach Hause und schaffte es, einige Zeit mit ihrer Mutter zu verbringen, bevor diese starb.

Regenerationsphase: Die Verstopfung verschwand und sie litt nun an Durchfall.

Anmerkung: Dieser Prozess war einige Jahre lang chronisch. Wann immer belastende Situationen auftraten, litt sie an verschiedenen Symptomen, die sich in ihrem Verdauungstrakt manifestierten, bis die Verstopfung schließlich verschwand und der Durchfall einsetzte. In den vergangenen 4 Jahren war Verstopfung das offenkundigste Symptom. Sie verriet auch, dass sie sich noch gar nicht mit dem Nachlass ihrer Mutter beschäftigt habe und alles noch auf dem Dachboden lagere. Der Gedanke, sich darum kümmern zu müssen, rief Bauchkrämpfe hervor.

Genesung: Nach unserer Behandlung begann sie allmählich damit, die Habseligkeiten ihrer Mutter zu ordnen. Wir beschäftigten uns mit ihrer Wut darüber, dass sie damals nicht erkannt hatte, wie ernsthaft ihre Mutter erkrankt war, und sprachen über die chronischen Auslöser, die den Prozess aufrechterhielten. Seither ist die chronische Verstopfung nicht mehr aufgetreten.

Darm – Dünndarm

Eine Frau, 25 Jahre alt, rechtshändig, leidet an einem Reizdarmsyndrom.

Organreaktion: (+ /–)

Stressauslöser: nicht zu verdauende Wut
Eines Tages fuhr sie einen Freund mit dem Auto nach Hause und er versuchte, sie zu vergewaltigen. Sie erinnert sich daran, dass sie unglaublich wütend war, aber nicht darüber reden konnte, sodass sie es herunterschluckte.

Stressphase: Sie fühlte sich emotional stark belastet und schlief nicht sehr gut. Außerdem litt sie an Magenkrämpfen und Verstopfung.

Regenerationsauslöser: Einige Tage später sprach sie mit Freunden darüber.

Regenerationsphase: Sofort nach dem Gespräch wurde ihr speiübel und sie litt eine Woche lang an Durchfall. Sie fühlte sich außerdem sehr schwach. Sie ging ins Krankenhaus, aber die Ärzte unternahmen nicht viel.

Genesung: Wir setzten Timeline-Therapie und NLP ein, um die negativen Gefühle aufzulösen, und ich empfahl ihr, dass sie lernen solle, über die Situation zu sprechen, anstatt sie in sich „hineinzufressen".

Gallenblase – Gallenblasengang

Eine Frau, 50 Jahre alt, linkshändig, kommt mit der Diagnose Gallensteine. Seit Jahren hat sie in Abständen auftretende Gallenkoliken mit Schmerzen, Übelkeit und Erbrechen.

Organreaktion: (−/+)

Stressauslöser: Ärger/Wut in Verbindung mit dem Thema Abgrenzung
Die Schwiegermutter zog bei ihr und ihrem Mann ein. Das hatte sie von Anfang an nicht gewollt. Sie hatte das Gefühl, ihr nicht entkommen zu können, und ärgerte sich darüber, dass ihr nichts anderes übrig blieb, als sie bei sich wohnen zu lassen. Sie hasste ihre Schwiegermutter.

Stressphase: Gefühl großer Belastung. Die Schwiegermutter schien ihr nicht von den Fersen zu weichen und kam sogar zu einem Töpferkurs mit, den sie eigens belegt hatte, um ihr für einige Stunden zu entkommen. Sie hatte das Gefühl, die Schwiegermutter bestimme ihr Leben; das war verbunden mit starker Wut, die sich bis zum Hass steigerte.

Regenerationsauslöser: Die Schwiegermutter bezog schließlich eine eigene Wohnung. Endlich war sie frei.

Regenerationsphase: Es fiel ihr auf, dass sie phasenweise Übelkeit verspürte, begleitet von Koliken, speziell nachdem sie Milchprodukte zu sich genommen hatte. Nach und nach wurden diese Anfälle häufiger.

Genesung: Der Arzt schlug sie Entfernung der Gallenblase vor, aber die Klientin lehnte dies ab. Stattdessen hielt sie ein Jahr lang eine fettfreie cholesterinarme Diät ein, verlor enorm an Gewicht und fühlte sich großartig. Es folgten eine Therapie und das Auflösen der mit der Schwiegermutter verbundenen negativen Gefühle und Stressauslöser. Die Koliken wurden seltener und waren nicht mehr so schwer, nach etwa 1 Jahr hörten sie ganz auf.

Gebärmutterschleimhaut

Eine Frau, 46 Jahre alt, leidet an Zwischenblutungen.

Organreaktion: (–/+)

Stressauslöser: Nach dem Tod einer Tante war sie als Erbin vergessen worden, so, als ob es sie gar nicht gäbe. Die Tante war eine Schwester ihres Vaters und sie hatte nur wenig Kontakt zu diesem Teil der Familie.

Stresssymptome: leichtes Belastungsgefühl von dem Zeitpunkt an, an dem sie von der Situation erfuhr

Regenerationsauslöser: Sie wurde in die Familie aufgenommen und als Erbin akzeptiert.

Regenerationssymptome: Blutung aus der Gebärmutter

Genesung: Wir sprachen über das Thema und ich schlug vor, sie solle zu Hause darüber meditieren, welches ihrer belastenden Gefühle (sie empfand zu diesem Zeitpunkt mehrere) im Zusammenhang mit den Blutungen stand. Ich wollte erreichen, dass sie die Verknüpfung von Organ und Emotion selbst spürte, ohne dass ich ein Thema vorgab. Am nächsten Tag erzählte sie mir, dass die Blutung nach der Meditation und der Erkenntnis, dass es um den Erbfall ging, sofort aufgehört habe. Seither hatte sie keine Zwischenblutungen mehr.

Gitte Retbøll, MD, META-Medicine-Spezialistin

Haut – Dermis

Eine Frau, 45 Jahre alt, rechtshändig, hatte Akne in der rechten Gesichtshälfte, mit fünf großen Pickeln, die rot wurden und stark anschwollen

Stressauslöser: Beschmutzung, Verunstaltung, Identitätstrauma
Der Ehemann erzählte ihr, dass er ihre adoptierte Tochter sexuell belästigt habe. Die Perversion ihres Ehemanns und der Missbrauch der Tochter waren zu viel und sie konnte es nicht ertragen. (Die Frau ist Rechtshänderin und die Symptome zeigen sich auf der rechten Seite.)

Stressphase: Zwanghafte Gedanken, Schlaflosigkeit, Appetitlosigkeit, 6 Tage lang Gewichtsverlust. Die Pickel erschienen.

Regenerationsauslöser: Ein Polizist und ein Sozialarbeiter besuchten sie zu Hause, um über das Geschehene zu sprechen. Zu diesem Zeitpunkt fühlte sie sich in der Lage, sich zu entspannen und alles Weitere den Behörden zu überlassen. Ihr Mann zog aus dem Haus aus.

Regenerationsphase: Müdigkeit, Erschöpfung, Gefühl von Hitze im Körper. Zuerst waren die Pickel stark entzündet, dann nahmen die Schmerzen und die Schwellung im Verlauf der nächsten 3 Tage ab. Nachdem die Behördenvertreter sie besucht hatten, nahmen Schwellung und Rötung weiter ab, die Pickel verschwanden und das Gesicht war wieder völlig rein. Die Pickel bekamen keinen eitrigen Kopf, sondern lösten sich nach innen auf. Das Auftreten von Pickeln überraschte die Klientin, da sie nach eigener Aussage noch nie zuvor im Leben Pickel gehabt hatte.

Genesung: Obwohl die Symptome verschwanden, war der Klientin klar, dass immer noch starke Gefühle, Gedanken und Glaubenssätze vorhanden waren, die bearbeitet werden mussten. Wir setzten im ersten Schritt Visualisierungs- und Entspannungstechniken sowie eine Veränderung des Umfelds ein. Da sie noch einige andere Symptome aufwies, war es sehr wichtig, ihre Vitalität zu steigern. Ich ermunterte sie, gesund zu essen und zum Ausgleich Sport zu treiben. Da sie gläubig ist, bat ich sie auch, zu beten und zu meditieren (was sie nach eigenem Bekunden bereits tat).

✷

Haut – Epidermis

Eine Frau, 24 Jahre alt, rechtshändig, litt an Weißfleckenkrankheit (Vitiligo) im oberen Bauchbereich.

Organreaktion: (–/+)

Stressauslöser: extremer Näheverlust
Plötzlicher Tod ihres Vaters, als sie 14 Jahre alt war.

Stressphase: Seit dem Tod des Vaters leidet sie an einer sichtbaren Weißfleckenkrankheit, die allerdings nicht schmerzhaft ist. Sie ist sich der Krankheit sehr bewusst

Regenerationsauslöser: Das Gespräch mit einem META-Health-Professional und die Erkenntnis, dass die Krankheit mit dem Tod des Vaters zusammenhängen könne. Das war eine bahnbrechende Erkenntnis für sie.

Regenerationsphase: Nachdem sie die Symptome und den Tod ihres Vaters miteinander in Verbindung gebracht hatte, wurde ihr bewusst, dass sie sich mit vielen Aspekten ihrer Trauer noch nicht beschäftigt hatte. Bereits sehr kurze Zeit nach dieser Erkenntnis begannen die Flecken andersfarbiger Haut zu verblassen.

Genesung: Die Erkenntnis brachte eine große Verbesserung des Hautbilds. Therapien wie EFT und *Matrix Reimprinting* halfen ihr, die mit dem Verlust des Vaters (Emotionen, Stressauslöser) verbundenen emotionalen Themen sowie ihre Glaubenssätze darüber zu bearbeiten, was der Verlust des Vaters für ihr Leben bedeutete. Sie begann auch, nach Möglichkeiten zu suchen, wie sie mehr Zufriedenheit in ihrem Leben erzielen konnte (soziales Umfeld). Sie schaute sich verschiedene Jobs an und ging auf Reisen. Außerdem besuchte sie regelmäßig ein Fitnessstudio (Vitalität). Auf spiritueller Ebene sah sie den Tod ihres Vaters auf neue Weise und fühlt sich nun mit ihm verbunden. Die Weißfleckenkrankheit ist vollständig verschwunden.

Janice Thompson, MSc, META-Health-Master-Practitioner, EFT- & Matrix-Reimprinting-Practitioner und Trainerin

✽

Haut – Epidermis

Eine Frau, Anfang 50, in den Wechseljahren, rechtshändig, stellt sich vor wegen extrem schmerzhafter Psoriasis. Sie hat auch eine Tendenz zu zwanghaftem Verhalten, was im Alter von 22 Jahren wegen einer Zwangsneurose zum Aufenthalt in einer psychiatrischen Klinik führte. Auch heute noch wird ein großer Teil des Tages von der Durchführung zahlloser Riten bestimmt. Sie leidet sehr unter der Psoriasis mit Sehnenentzündungen am ganzen Körper und nimmt starke Medikamente, um die Schmerzen aushalten zu können.

Stressauslöser: vermisster und entweder zutiefst erwünschter oder unerwünschter Kontakt

Die Frau hat eine lange Geschichte unerwünschten Kontakts, von sexuellem Missbrauch durch ihren Bruder bis hin zu den körperlichen und verbalen Angriffen ihres Vaters gegenüber der Mutter. Zudem hatte sie einen gewalttätigen Freund, eine erzwungene Abtreibung im Alter von 14 Jahren und später einen aggressiven Ehemann, von dem sie mittlerweile getrennt lebt. Anstatt eines einzigen gewaltsamen Erlebnisses war sie ihr gesamtes Leben lang wiederholt aggressiven Handlungen ausgesetzt, bis sie sich vor 3 Jahren von ihrem Mann trennte.

Der aktuelle Rückfall scheint durch die Depression ihrer adoptierten Tochter oder die Beziehungsschwierigkeiten mit ihrem derzeitigen Partner ausgelöst worden zu sein, den sie als guten, aber wenig gesprächigen Mann bezeichnet.

Die vor 2 Jahren getroffene Entscheidung, mit dem neuen Partner dauerhaft in ihrem Haus zusammenzuziehen, scheint eine Verschlimmerung der arthritischen Psoriasis ausgelöst zu haben.

Stressphase: In der Belastungsphase fühlt sie sich besser und der Ausschlag nimmt ab.

Regenerationsauslöser: Als sie zu mir kommt und wir einige der emotionalen Themen bearbeiten, entspannt sie sich; das löst die Regenerationsphase aus. Bei unserer nächsten Sitzung berichtet sie dann, dass die körperlichen Symptome sich verschlimmert haben.

Regenerationsphase: Die Sehnenschmerzen nehmen zu, die Schuppenflechte verteilt sich stärker am Körper und juckt wieder.

Genesung: Nach der ersten Diagnosesitzung widmeten wir uns während der folgenden drei Termine akuten Krisen ihres Gemütszustands. Diese hingen mit den Depressionen ihrer adoptierten Tochter aufgrund einer unglücklichen Liebesbeziehung zusammen sowie mit Beziehungsproblemen mit ihrer übermächtigen Mutter und ihrem neuen Partner. Dabei setzten wir größtenteils EFT ein. Die Bearbeitung eines Kindheitstraumas mit *Matrix Reimprinting* in unserer fünften und letzten Sitzung hat zu nahezu vollständigem Aufgeben des Zwangsverhaltens geführt. Sie ist nun guter Hoffnung, dass sie schließlich auch ihre Psoriasis wird heilen können.

Claire Ballantyne, Gesundheitsberaterin und META-Health-Master-Practitioner

Haut – Epidermis, Dermis, Bindegewebe

Eine Frau, 34 Jahre alt, leidet an einem Ekzem (*Lichen sclerosus et atrophicus,* LSA) im Bereich von Scheide und Klitoris.

Anmerkung: Dieses komplexe Hautleiden betrifft mehrere Organe gleichzeitig: Epidermis, Dermis und Bindegewebe.

Stressauslöser: Probleme mit den Themen *Selbstabwertung* durch das Aufwachsen bei einer Mutter mit Alkoholproblemen (Bindegewebe) und *Unversehrtheit* aufgrund schlechter sexueller Beziehungen (Dermis) sowie *Trennung* aufgrund der Angst, ihren derzeitigen Ehemann zu verlieren, wenn er alles über ihre Vergangenheit wüsste (Epidermis)

Stressphase: keine klaren Symptome

Regenerationsauslöser: 2 Jahre nach der Geburt des ersten Kindes mit einem Partner, bei dem sie wirklich bleiben und von dem sie ein weiteres Kind haben möchte

Regenerationsphase: Schmerzhaftes Ekzem im Bereich der Klitoris

Genesung: Wir haben an den emotionalen Themen gearbeitet und die Hautsymptome sind verschwunden.

Manchmal sind bei einem Leiden mehreren Zellschichten beteiligt und es ist daher komplexer. Es ist schön, einer Klientin zu begegnen, die ein

Buch über *META-Medicine* gelesen hat und bereit ist, an sich zu arbeiten und negative Gefühle und Stressauslöser aufzulösen.

Gitte Retbøll, Ärztin, META-Medicine-Spezialistin

Kehlkopf – Schleimhaut

Ein Mann, 36 Jahre alt, linkshändig, leidet an Kehlkopfentzündung, Stimmverlust, Schmerzen und Husten

Organreaktion: (–/+)

Stressauslöser: Gefühl, überflüssig zu sein
Der spezielle Stressauslöser war eine Firmenfusion, die den Abbau von Stellen mit sich brachte. Der Klient war sich ganz sicher, dass er nicht betroffen sein würde, weil er 10 Jahre lang hervorragende Arbeit geleistet hatte. Nachdem er seinen Arbeitsplatz dann doch verloren hatte, kreisten seine Gedanken nur noch um das eine Thema: „Sie brauchen mich nicht mehr. Ich bin überflüssig." Verbunden war dies mit starken Gefühlen von Angst, Panik und Sprachlosigkeit.

Stressphase: Stress, Schlaflosigkeit, Appetitlosigkeit

Regenerationsauslöser: Einladung zu einem Vorstellungsgespräch

Regenerationsphase: Verlust der Stimme, Schmerzen, Husten

Genesung: Die META-Therapie beinhaltete den Einsatz von EFT und Logosynthese zum Bearbeiten und Auflösen seiner Themen (Machtlosigkeit, Hilflosigkeit, Hoffnungslosigkeit, finanzielle Sorgen, Verständnislosigkeit, Unwille, etwas zu akzeptieren). Der Klient brachte seinen Lebenslauf auf den neusten Stand, übte Vorstellungsgespräche und zog eine neue Laufbahn in Betracht. (Wir arbeiteten gemeinsam an einer neuen Vision sowie an neuen Werten und Zielen.)

Mag. Dr. Evelyn Popp-Hadalin, MCoach, MSc

Knochen – Knie

Ein Mann, 35 Jahre alt, rechtshändig, hat chronische Knieschmerzen (die während der vergangenen 4 Jahre immer wieder kamen und gingen). Die derzeitigen starken Schmerzen in beiden Knien begannen vor 3 Monaten und wurden von Ärzten und Heilpraktikern diagnostiziert.

Organreaktion: (−/+)

Stressauslöser: Gefühl der Selbstabwertung (Knochen) gegenüber der Partnerin und dem Kind mit Bezug zum Thema Flexibilität (Knie)
Auslöser war die Stimme der Partnerin während erhitzter Diskussionen, Auseinandersetzungen und heftiger Streitigkeiten (auditiver Auslöser).

Stressphase: Typische sympathische Symptome wie widersprüchliche Gedanken oder Belastungsgefühl. Es wurden keine Organsymptome wahrgenommen.

Regenerationsauslöser: Trennung von der Partnerin (wurde als Befreiung empfunden, das heißt, die Belastung verschwand). Die Schmerzsymptome traten 2 bis 3 Tage nach der Trennung auf.

Regenerationsphase: Starke Schmerzen in den Knien (Knochen) in der Regenerationsphase, deren Eintreten an typischen vagotonen Symptomen wie Müdigkeit, Kopfschmerzen, hohem Schlafbedürfnis ersichtlich ist.

Genesung: Die META-Therapie beinhaltete das Bewusstmachen des Selbstwertthemas, das Loslassen der damit verbundenen Gefühle (durch Liebe und Vergebung), das Klären der Trennungsdetails mit der Partnerin (klare Trennungsvereinbarung, finanzielle Aspekte …) und das Stärken der Lebenskraft durch Vitamine und sportliche Aktivität (Fitness, Yoga). Mehrere Wochen nach Bewusstmachen der Zusammenhänge durch die META-Health-Analyse verschwanden die Symptome und der Klient kehrte zum Normalzustand zurück.

Knochen – Rückenschmerzen / Hexenschuss

Ein Mann, 37 Jahre alt, rechtshändig, hat Schmerzen im unteren Rücken, die kommen und gehen (Hexenschuss). Der Klient hat bereits alles versucht, von traditionellen Behandlungsmethoden (Injektion von Schmerzmitteln) bis hin zu alternativen Therapien (Chiropraktik, Akupunktur,

Massage, Energiearbeit, Yoga). Diese Methoden scheinen die Beweglichkeit zu verbessern und die Schmerzen zu lindern, bewirken aber keine dauerhafte Heilung. Der chronische Prozess hält seit mehr als 3 Jahren an.

Anmerkung: Gemäß den fünf Hauptpunkten und Hauptphasen der Heilung sind Rückenschmerzen ein Symptom, das der Regenerationsphase zugeordnet wird (müde, erschöpft, vagoton …). Daher musste zunächst der Stressauslöser gefunden werden, der den Prozess aufrechterhielt (chronischer Prozess mit Rückfällen, bei dem immer wieder zwischen der Stress- und der Regenerationsphase gewechselt wird).

Organreaktion: (−/+)

Stressauslöser: Sexuelle Selbstabwertung
Das traumatische Erlebnis (unerwartet, dramatisch, isolierend, keine Strategie) war ein Streit mit seiner Freundin und eine abwertende Bemerkung (auditiver Auslöser) über seine „Leistung" im Bett (sexuelle Selbstabwertung). Der rechtshändige Mann spürte zunächst Schmerzen an der rechten Seite der Wirbelsäule (Hexenschuss), was für eine Selbstabwertung (Knochen) mit Bezug zu seiner Partnerin (rechte Seite) und sexuellen beziehungsweise Überlebensthemen (unterer Rücken) sprach. Der Bezug war somit schnell hergestellt.

Stressphase: Der Klient nahm hier keine körperlichen Symptome wahr, weil er sehr belastet war. Er dachte ständig an die abwertende Bemerkung seiner Freundin.

Regenerationsauslöser: Jedes Mal, wenn er sich wieder mit seiner Freundin versöhnte und sie ihm etwas Nettes sagte (auditiver Auslöser), traten ein paar Minuten oder einen Tag später wieder die Rückenschmerzen auf.

Regenerationsphase: Starke Schmerzen im unteren Rückenbereich. Manchmal waren die Schmerzen so stark, dass er nicht mehr laufen konnte. Die intensiven Schmerzen hielten in der Regel 2 bis 4 Wochen an. Dann sank die Schmerzintensität auf etwa 20 bis 30 Prozent des ursprünglichen Pegels ab, die Schmerzen verschwanden aber nie ganz.

Genesung: Die META-Therapie beinhaltete das Auflösen des chronischen (auditiven) Stressauslösers und der Wut, die die Bemerkung seiner Freundin ausgelöst hatte. Der Gedanke, er sei im Bett nicht gut genug, wurde in einen *befähigenden* Gedanken umgewandelt. In einem Gespräch mit seiner Freundin konnte er seine wahren Gefühle ausdrücken und gemeinsam fand das Paar einen Weg, ein erfülltes Liebensleben zu führen. Nach dem Gespräch kehrte der Rückenschmerz noch *einmal* wieder (Regeneration), verschwand dann aber vollständig.

Knochen – Schmerzen im unteren Rücken

Ein Mann, 28 Jahre alt, linkshändig, hat Schmerzen im unteren Lendenwirbelbereich. Sie begannen, als er 15 war und seine Eltern sich scheiden ließen, und sind seither chronisch.

Organreaktion: (–/+)

Stressauslöser: Trauma, Selbstabwertung
Seine Mutter erzählte ihm, dass sein Vater sich scheiden lassen wolle.

Stressphase: Der Klient wechselte in den Stressmodus, da er das Gefühl hatte, den Vater ersetzen zu müssen. Er wertete sich selbst ab, weil er die Last als zu groß empfand, und wusste, dass er die Aufgabe nicht erfüllen konnte. Hierüber machte er sich ständig Gedanken. Er stellte sein eigenes Leben zurück, um die Rolle zu erfüllen.

Regenerationsauslöser: Er beschloss, zu Hause auszuziehen und nach London zu gehen.

Regenerationsphase: Etwa 1 Woche nach seinem Auszug nahm er die Schmerzen im unteren Rücken (Lendenwirbelbereich) zum ersten Mal wahr. Er fühlte sich auch energieloser. Die Rückenschmerzen hielten ein paar Wochen an.

Genesung: Er hatte die Lasten anderer übernommen und sich selbst abgewertet, indem er seine eigenen Belange hintanstellte. Dadurch hatte er sich eine Zeit lang aus den Augen verloren. seine „Lektion" bestand darin, Grenzen zu setzen, sodass er in Zukunft sein inneres Gleichgewicht wahren kann.

Lunge – Bronchialschleimhaut

Eine junge Frau, 16 Jahre alt, linkshändig, hatte regelmäßig Asthmaanfälle.

Anmerkung: Asthma und seine typischen Symptome zeigen sich dann, wenn mehrere Organe betroffen sind, bei denen es um das eigene „Revier" beziehungsweise um Abgrenzung geht. Bei den betroffenen Organgeweben kann es sich unter anderem um folgende handeln: Bronchialschleimhaut, Bronchialmuskeln, Kehlkopf (Mukosa), Kehlkopf (Muskeln).

Während eines kurzen Gesprächs erklärte ich der Mutter die beiden Phasen (Stress und Regeneration), und dass Asthma die Heilungskrise und einen Teil der Regenerationsphase darstelle. Die Mutter verstand das sofort und bestätigte, dass die Tochter tatsächlich müde und schläfrig war, wenn die Asthmaanfälle kamen.

Stressauslöser: Wut wegen Revierverletzung

Heftiger Streit und Wut der Mutter in Verbindung mit der Trennung von ihrem Ehemann. Die Asthmaanfälle begannen in etwa um diese Zeit. Die Tochter ist ebenso wie die Mutter ängstlich veranlagt, was die Situation zu verschlimmern scheint.

Regenerationsauslöser: unbekannt

Regenerationsphase: Zuerst war die Tochter relativ müde und erschöpft und nach ein paar Tagen tauchten die Asthmasymptome auf („Heilungsgipfel" inmitten der Regenerationsphase).

Genesung: Ich vermittelte Mutter und Tochter zunächst, dass Husten nichts Schlimmes, sondern Bestandteil des Heilungsprozesses sei. Solange der Husten keine extreme Formen annehme, gebe es keinen Grund für Angst oder Panik. Das Ziel lag darin, die Angst vor der „Krankheit" zu verlieren. Als Nächstes suchten wir nach einer neuen Strategie zum Bekämpfen der Angst vor dem Nichteinhalten von Grenzen. Mutter und Tochter (und der Ehemann) müssen einen Weg finden, damit die Tochter sich sicher fühlt. Das erfordert Veränderungen im Verhalten und im Umfeld, die die Heilung zu unterstützen. Die Hauptaufgabe besteht darin, die Angst zu verlieren und eine neue, positive Strategie für den Umgang mit Grenzen und deren Einhaltung zu finden. Ich schlug ihnen zudem vor, den zwei Phasen und den Hauptpunkten der Krankheit besondere Aufmerksamkeit zu schenken, um sich den Asthmazyklus bewusst zu machen.

Interessanterweise litt die Tochter unmittelbar nach unserem Gespräch einige Tage lang an ungewöhnlich starkem Husten, was darauf schließen lässt, dass die Unterhaltung ein Regenerationsauslöser war und die Hustensymptome zur Folge hatte.

Lunge – Bronchialschleimhaut

Eine Frau, 55 Jahre alt, rechtshändig, hatte im letzten Januar akute Bronchitis mit hohem Fieber, starkem Husten, dröhnenden Kopfschmerzen und dem angstbehafteten Gefühl, lebensbedrohlich erkrankt zu sein. („Ich habe mich noch nie im Leben so krank gefühlt.")

Organreaktion: (– / +)

Stressauslöser: Angst vor Verletzung der eigenen Grenzen / Flucht
Der Stressauslöser war in diesem Fall eine Invasion von Hornissen in ihrem geliebten Landhaus, in dem sie am Wochenende und in den Ferien lebte und das außerhalb der Stadt in einer wunderschönen und friedlichen Umgebung lag.

Stressphase: Von dem Zeitpunkt im Herbst an, als der Kampf mit den Hornissen begann, bis zur Lösung des Problems im darauffolgenden Januar, beunruhigte die Situation sie. Sie wusste nicht, woher die Hornissen kamen und was sie gegen sie unternehmen sollte. Das Problem schwirrte ihr ständig im Hinterkopf herum, obwohl sie das Haus in dieser Zeit nicht oft aufsuchte, weil das Wetter so schlecht war. Sie war besorgt und verärgert und fürchtete sich vor diesen „Eindringlingen".

Regenerationsauslöser: Im Januar rief sie die Feuerwehr, um das Hornissennest entfernen zu lassen, das sie mittlerweile im Kamin vermutete. Sie verfolgte den Ablauf an einem sehr kalten Wochenende und verbrachte mit den Feuerwehrleuten einige Zeit in der Kälte auf dem Balkon.

Regenerationsphase: Am nächsten Tag setzte die Bronchitis ein und sie fühlte sich so krank, dass sie die nächsten 2 Wochen nicht in die Stadt zurückkehren konnte. Danach brauchte sie noch mehrere Wochen, um sich vollständig zu erholen. Sie nahm an, sie habe sich auf dem Balkon erkältet, verstand aber nicht, warum die Symptome so heftig ausfielen, zumal sie sich bis zu diesem Moment kerngesund gefühlt hatte.

Genesung: Nachdem sie vollständig wieder genesen war, wünschte sie, sie hätte damals bereits META-Health und EFT gekannt. Sie hätte klopfen können, um ihre Angst vor dem Befall ihres Zuhauses mit Hornissen und einer möglichen Gefahr für sich und ihre Besucher zu bearbeiten.

Claire Ballantyne, META-Health-Practitioner

Lunge – Bronchialschleimhaut

Eine Frau, 65 Jahre alt, litt seit mehreren Wochen an einer chronischen Bronchitis.

Organreaktion: (–/+)

Stressauslöser: Angst vor Revierverletzung
Jemand versuchte, wichtige Bereiche ihrer Arbeit zu übernehmen. Sie fühlte sich phasenweise sehr unter Druck, speziell, als das Ereignis eintrat (chronischer Prozess).

Regenerationsauslöser: Pensionierung, 12 Jahre nach dem ursprünglichen Stressauslöser

Regenerationssymptome: Bronchitis, die sie schlecht schlafen ließ, und daher auch Übermüdung

Genesung: Als ich ihr von META-Health erzählte und darüber, dass die Bronchitis mit der Verteidigung des eigenen Reviers oder einer entsprechenden Lebenssituation verbunden sei, wusste sie sofort, dass es um diesen bestimmten Arbeitskonflikt ging. Wir arbeiteten einmal mit *Advanced Integrative Therapy*® (einer neuen Methode der Energiemedizin). Danach ging es ihr gut und der Husten verschwand.

Gitte Retbøll, Ärztin, META-Medicine-Spezialistin

Mund – Mundschleimhaut

Eine Frau, 52 Jahre alt, klagt über offene wunde Stellen im Mundraum und an der Zunge, unter denen sie schon ihr Leben lang leidet.

Organreaktion: (–/+)

Stressauslöser: Unfähigkeit, etwas zu schlucken
Sie erinnerte sich an das erste Mal, als dies passierte. Sie war 11 Jahre alt und bereitete sich auf die Aufnahmeprüfung der einzigen *Junior Highschool* in der näheren Umgebung vor. Nur jeder dritte Bewerber bekam einen Platz.

Der chronische Auslöser war das plötzliche Auftreten einer überwältigenden Menge unaufschiebbarer Aufgaben, die innerhalb einer bestimmten Frist erledigt werden mussten und ihr keinerlei Zeit für sich selbst ließen. Die schlimmsten Geschwüre in der letzten Zeit traten auf, als sie nach dem Tod ihres Mannes im März 2004 einen ganzen „Berg" an Dingen zu erledigen hatte. Seither meldete sich das Symptom immer dann, wenn sie arbeitstechnisch überlastet war.

Stressphase: Beginn der Geschwürbildung

Regenerationsauslöser: Die Lösung kam, als sie erfuhr, dass sich ihr Umfeld auf ihre Psyche, ihre Organe und ihr Nervensystem auswirkte. Sie lernte, wie sie durch Planung und das Setzen von Prioritäten alles Notwendige rechtzeitig erledigen konnte.

Regenerationsphase: Die Geschwüre begannen zu heilen, teilweise mit Schwellungen und Blutungen. Keine oder nur minimale Narbenbildung.

Genesung: Sie willigte ein, zwischen ihren Aufgaben Pausen einzulegen, um ihrem physischen ebenso wie ihrem emotionalen und mentalen Körper Ruhe zu gönnen und die positiven Auswirkungen von Auszeiten durch Entspannungstechniken wirklich zu genießen. EFT und Meditation wurden eingesetzt, um ihre Fähigkeit zu steigern, sich zu konzentrieren und ihren Aufgaben Prioritäten zuzuweisen. Auch lernte sie, ihren Bedarf nach mehr Zeit für die Erfüllung einer bestimmten Aufgabe zu kommunizieren oder die Kunden an andere Firmen weiterzuleiten. Bislang haben sich keine weiteren Geschwüre im Mundraum oder an der Zunge gebildet, auch wenn bei Stress von Zeit zu Zeit kleine Schwellungen an der Mundwand auftauchen.

✽

Muskeln

Eine Frau, 31 Jahre alt, linkshändig, leidet an Muskelatrophie und ist an den Rollstuhl gefesselt.

Organreaktion: (−/+)

Stressauslöser: Selbstabwertung
Die Klientin wurde plötzlich mit der Tatsache konfrontiert, dass sie aufgrund rechtlicher Probleme mit ihrer vorherigen Arbeitsstelle in ihrem beruflichen Werdegang nicht mehr vorwärtskommen konnte. Sie fühlte sich wertlos und nicht mehr gebraucht.

Stressphase: Zunächst passierte nichts oder zumindest nahm sie keine Symptome wahr. Nach einem kleineren Skiunfall konnte sie nicht mehr laufen. Die Verletzung heilte nicht, sondern wurde im Laufe der Zeit gravierender. Innerhalb weniger Monate verschlimmerte sich der Zustand der rechten Knöchelmuskeln so sehr, dass sie im Rollstuhl landete. Sie konnte nicht mehr als 5 Meter alleine laufen. Dies verstärkte ihr Gefühl, nicht mehr vorwärtszukommen.

Regenerationsauslöser: Es gab *zwei* Auslöser im realen Leben, die eine Auflösung bewirkten, und zwar zum einen die Lösung der rechtlichen Probleme und zum anderen ein Feuerlauf, nach dem sie in Tränen ausbrach und ausrief: „Ich kann es!"

Genesung: Ihre Gesundheit ist inzwischen vollständig wiederhergestellt und sie kann ohne Probleme laufen.

Dr. Rob van Overbruggen

Muskeln

Eine Frau, 34 Jahre alt, linkshändig, hat eine Einschränkung in der Hüftextension (Streckung der Hüfte) und Schmerzen an der vorderen Hüfte

Organreaktion: (−/+)

Stressauslöser: Selbstabwertung
Die Klientin kündigte den Mietvertrag der Praxis, in der sie arbeitete, und wusste 3 Monate später nicht, wo sie praktizieren sollte. Sie hatte ein Gefühl von: „Ich kann mich nicht vorwärtsbewegen, ich komme nicht voran."

Stressphase: Kontrahierter Lenden-Darmbein-Muskel

Regenerationsauslöser: Die Klientin fand einen neuen Standort für die Praxis und unterzeichnete den Mietvertrag. Dadurch machte sie einen großen Schritt nach vorn.

Regenerationsphase: Schmerzen und Kontraktionen im Lenden-Darmbein-Muskel, intensive Schmerzen beim Laufen, Unfähigkeit, normal zu gehen

Genesung: Erkennen des emotionalen Ursprungs der Symptome. Das Ausführen von Dehnübungen und bewussten Bewegungen führte dazu, dass die Regenerationsphase nur einige wenige Tage dauerte – normalerweise dauert es wesentlich länger, eine Kontraktion dieser Art auszukurieren.

Lisbeth Lundgaard, META-Health-Practitioner, Physiotherapeutin

Nase – Nasenschleimhaut

Eine Frau, 46 Jahre alt, rechtshändig, litt an Erkältung und Nasennebenhöhlenentzündung.

Organreaktion: (–/+)

Stressauslöser: Die Tochter befand sich nach einer Mandeloperation 2 Wochen zu Hause. Die Mandeln waren schon seit langer Zeit geschwollen. Die Patientin versuchte, Raum für sich selbst zu schaffen, da die Tochter sehr anstrengend sein konnte, wenn sie krank war. Glaubenssätze: „Ich kann nicht ich selbst sein." – „Ich habe keinen Raum für mich." Gefühl der Frustration angesichts dieser Situation

Stressphase: Starkes Gefühl der Belastung, Angespanntheit, Schlafstörungen aufgrund kreisender Gedanken. Verstärkt wurde das Ganze durch einen Streit mit ihrem Mann über die beste Methode zum Umgang mit der Mandelentzündung der Tochter. Die Patientin kannte *META-Medicine* und wollte die Tochter gerne entsprechend behandeln. Der Ehemann bevorzugte die Standardtherapie und eine Operation und setzte sich durch.

Regenerationsauslöser: Die Tochter geht wieder zur Schule. Die Familie verbringt einen sonnigen Tag im Garten, die Tochter spielt und die Eltern arbeiten friedlich zusammen.

Regenerationsphase: Entstehen einer Nasennebenhöhlen-Entzündung (speziell auf der linken Seite), starke Müdigkeit, sehr warmes Gesicht

Genesung: Die META-Therapie beinhaltete EFT zum Ersetzen der negativen Glaubenssätze durch positive. (Ich kann eine gute Mutter sein und trotzdem meine Bedürfnisse erfüllen. Ich kenne wirkungsvolle Mittel, meiner Tochter zu helfen. Meine Familie ist harmonisch.) Die körperlichen Symptome durften ihren Gang gehen, wobei der Schwerpunkt auf Erholung und Zeit zum Regenerieren lag.

Daniel Hahn, META-Health-Practitioner, EFT- & Matrix-Reimprinting-Practitioner (London)

Nase – Nasenschleimhaut

Eine Frau, 53 Jahre alt, rechtshändig, in den Wechseljahren, klagt über Erkältung, laufende Nase und Fieber

Organreaktion: (–/+)

Stressauslöser: Das stinkt mir. Ich kann die Situation nicht mehr riechen. Zu hohe Arbeitsbelastung speziell kurz vor dem geplanten Urlaub, zu wenige Mitarbeiter am Arbeitsplatz

Stressphase: Die Klientin war angespannt und arbeitete sehr viel.

Regenerationsauslöser: Antritt des Urlaubs und das Wissen, dass während des Urlaubs zwei neue Mitarbeiter hinzukommen würden

Regenerationsphase: Erkältungssymptome, laufende Nase und Fieber

Genesung: Die META-Therapie umfasste das Erkennen des Stressmusters und den Einsatz von Energieheilung zur Verkürzung der Regenerationsphase. Mittlerweile kann die Klientin ihre Urlaube genießen, ohne dass Symptome auftreten.

Nieren – Sammelrohre

Eine Frau, 49 Jahre alt, rechtshändig, empfindet sehr starken Druck rund um die rechte Niere und leidet seit der Kindheit in Abständen immer wieder an schweren Ödemen.

Anmerkung: Seit dem Jahr 2000 verspürt sie Schmerzen im Bereich der rechten Niere und beobachtet bei sich eine verringerte Urinmenge und eine verlängerte Harnlasszeit. Sie erinnert sich daran, dass sie von der sechsten Klasse bis zum Highschool-Abschluss häufiger unter diesen Symptomen litt, ohne dass Ärzte eine Ursache dafür finden konnten.

Organreaktion: (+ / –)

Stressauslöser: Gefühl des Alleinseins und der Verlassenheit
Als Auslöser fungierten die Kritik der Mutter und die Erwartungen, die sie an die akademische Laufbahn der Tochter sowie an deren Lebenstüchtigkeit stellte. Sie fühlte sich total isoliert und allein gelassen.

Regenerationsauslöser: Übersiedlung nach Amerika im Jahr 1975

Regenerationsphase: Die Symptome verschwanden und der Organismus ging wieder in den Normalzustand über.

Chronischer Stressauslöser: Ihr wurde bewusst, dass die Symptome immer wieder auftauchten, sobald jemand sie kritisierte. Im Jahr 1995 hielt ihr Freund sie für unfähig, mit seinem boomenden Geschäft, ihrem eigenen Job und der Rolle als Mutter einer Tochter zurechtzukommen. Daraufhin fühlte sie sich von dem Menschen, der ihr am nächsten stand, getrennt und allein gelassen. Die schmerzenden Ödeme rund um die rechte Niere und die Verarbeitungsstörung wurden 2003 chronisch.

Chronische Regenerationsphase: Sie lernte, dass es sie nicht interessieren musste, was andere über sie dachten, zumal sie ihr Bestes tat, um im Leben klarzukommen. Sie konnte nicht einmal in Worte fassen, wer, was und wie sie war, weil sie ihr Leben lang so damit beschäftigt gewesen war, es allen recht zu machen.

Genesung: Rund 6 Monate lang setzte sie täglich EFT und NLP-Techniken ein, um mehr über sich selbst herauszufinden (Änderung von Überzeugungen und bedingten Reflexen). Sie begann, ihre Wünsche auszudrücken, und erweiterte ihren Blick auf das Leben, sodass sie inzwischen ihrem Freund Paroli bieten kann.

Anmerkung: Nach unserer Erfahrung mit Tausenden von Klienten scheint es so, dass ein wichtiger Zusammenhang besteht zwischen dem Gefühl von Isolation, Alleinsein oder Verlassenheit einerseits und den Nierensammelrohren andererseits. Wann immer die Sammelrohre aktiv sind, scheinen wir andere Symptome wie Schmerzen oder Entzündungen intensiver zu erleben. Es ist daher stets wichtig ‚ein Umfeld zu schaffen, das Heilung und Regeneration unterstützt.

✱

Ohren – Eustachische Röhre

Ein Mann, 48 Jahre alt, linkshändig, leidet an Tinnitus und akutem Gehörverlust.

Organreaktion: (+ / –)

Stressauslöser: Lauter Streit mit seiner Frau über Geld, abwertende Bemerkungen wie „*Du* wirst es nie zu etwas bringen!" Wut und das Gefühl, nicht hören zu wollen, was seine Frau sagte. Der innere Dialog lautete: „Ich kann es nicht mehr hören!" Die Frau vertrat die Ansicht, ihr Mann müsse so viel Geld verdienen, dass die Familie in angemessenem Wohlstand leben könne.

Stressphase: Ohrgeräusche seit vielen Jahren (chronisch). Klingeln im Ohr, Reizbarkeit, Schlaflosigkeit, häufige finanzielle Sorgen

Regenerationsauslöser: Scheidung von der Frau (komplette Abwicklung aller Formalitäten)

Regenerationsphase: Akuter Hörverlust, Erschöpfung, Müdigkeit, verringertes Hörvermögen auf der linken Seite (Partnerseite), das sich jedoch bereits besserte.

Genesung: Die Lösung im realen Leben bestand in der Scheidung von seiner Frau. Zusätzlich wurden alle unangenehmen Aussagen mithilfe von Logosynthese bearbeitet. Die Verarbeitung der negativen Gefühle, die sich während der Ehe gebildet hatten (Wut, Hilflosigkeit, Machtlosigkeit, Traurigkeit, Wertlosigkeit), gelang mithilfe von EFT. Zudem setzten wir Meditation und Mentaltraining ein, um Glaubenssätze zu bearbeiten wie diese: „Niemand in meiner Familie war je glücklich verheiratet." – „Das Leben ist hart."

Mag. Dr. Evelyn Popp-Hadalin, MCoach, MSc

✱

Ohren – Hören

Ein Mann, 45 Jahre alt, rechtshändig, hat eine Ohrenentzündung und eine wunde Stelle im rechten Ohrkanal. Verstärkte Ohrenschmalzbildung und Blutung an der entzündeten Stelle. Das Hören selbst ist nicht betroffen, aber es gibt eine Schwellung am Ohransatz.

Organreaktion: (−/+)

Stressauslöser: Hörkonflikt, etwas nicht hören wollen
2 Wochen, bevor sich die entzündete Stelle im Ohr bildete, hatte der Mann ein geschäftliches Meeting. Er traf sich mit einer Gruppe von Leuten, von denen er sich positive Nachrichten bezüglich eines Geschäftsvorhabens erhoffte, das er gerade entwickelte und das ihm sehr am Herzen lag. Während des Meetings gewann er den Eindruck, dass er die erhoffte Unterstützung nicht erhalten würde (auditiver Auslöser).

Stressphase: Er berichtete, dass er während dieser Phase einige Pfund an Gewicht verloren und insbesondere abends stärker gefroren habe. Diese Phase dauerte 2 Wochen an. Er beschäftigte sich zwanghaft mit der Geschäftssituation und fühlte sich körperlich gestresst.

Regenerationsauslöser: Die Regeneration wurde ausgelöst, als die gleichen Leute ihn anriefen und ihm ein paar Informationen gaben, die ihre Unterstützung bewiesen. Dadurch fühlte er sich bestätigt und die zwanghaften Gedanken ließen nach. Er sagte sich, dass er nun frei sei und eigene Entscheidungen treffen könne.

Regenerationsphase: Ohrenentzündung und Blutung begannen am nächsten Tag. Er berichtete, dass er sich müde fühle und schon eine Stunde früher als gewohnt ins Bett gehe und sofort einschlafe. Außerdem nahm er in dieser Woche wieder ein paar Pfund zu. Nach etwa einer Woche schien das Ohr besser zu werden. Die Schwellung nahm ab und die Blutung hörte auf. Am nächsten Tag schwoll das Ohr noch einmal an und die Blutung setzte für rund 1 Woche wieder ein.

Genesung: Der Klient behandelte das Ohr mit Franzbranntwein, um gegen die Entzündung anzugehen. Er ernährte sich gesund, nahm Vitamine und trieb regelmäßig Sport. Außerdem betete er viel und ruhte sich aus. Entspannungstechniken halfen gegen die zwanghaften Gedanken. Das Ohr ist inzwischen vollständig geheilt.

*

Ohren – Mittelohr

Eine Frau, 31 Jahre alt, rechtshändig, hat pochenden Schmerz im rechten Ohr.

Organreaktion: Hirnstamm (+/−)

Stressauslöser: mit dem Hören verbundenes Überlebenstrauma
Nachdem die Frau eine Woche lang verreist gewesen war, besuchte sie ihren damaligen Freund. Er erzählte ihr, dass er während ihrer Abwesenheit mit einer befreundeten Frau ausgegangen war. Sie nahm sofort an, die beiden seien eng befreundet oder hätten etwas miteinander, weil er den Namen der Frau zuvor noch nie erwähnt hatte.

Stressphase: Sie fühlte sich sehr verunsichert und wurde von starker Eifersucht geplagt. Zwar befragte sie ihren Freund nicht näher dazu und sprach das Thema nie wieder an, sie vertraute ihm aber auch nicht länger. Sie machte sich viele Gedanken darüber und kam zu dem Schluss, dass er gar nicht wirklich mit ihr zusammen sein wolle. Sie beschloss, sich von ihm zu trennen. Bis auf eine leichte Reizempfindlichkeit machten sich zu diesem Zeitpunkt keine Ohrsymptome bemerkbar.

Regenerationsauslöser: 2 Monate später ging die Frau abends mit ihrem Exfreund aus und er erzählte erneut von der anderen Frau. Diesmal allerdings sprach er sehr negativ über sie. Er nannte sie einen „Sex in the city"-Frauentyp, von dem er nicht sehr viel hielt. Da sie das Gegenteil dieses Frauentyps repräsentierte, stellte sich bei ihr große Erleichterung ein, weil sie nun überzeugt war, dass die andere Frau und ihr Exfreund tatsächlich nur befreundet waren.

Regenerationsphase: Am nächsten Morgen ging sie wie gewohnt zur Arbeit, musste aber 2 Stunden später wieder nach Hause gehen, weil sie sich total erschöpft fühlte und einen pochenden Schmerz im rechten Ohr verspürte (Partnerseite). Sie legte sich sofort ins Bett und schlief den ganzen Tag. Ihre Gedanken und Gefühle gegenüber ihrem Expartner hatten sich verändert und sie hatte das Gefühl, ihm wieder vertrauen zu können. Das war wichtig für sie, weil sie immer noch Gefühle für ihn hegte.

Genesung: 2 Tage später fühlte sie sich wieder völlig gesund.

*

Schilddrüsengang und Rachengang

Eine Frau, 31 Jahre alt, rechtshändig, leidet an chronischen Ängsten und Depressionen und nimmt seit 10 Jahren ein Antidepressivum (Zetrathilin 150 mg).

Organgewebe: Stressauslöser: Hilflosigkeit, seit sie als Kind mit einer Röhre im Hals in einem Brutkasten gelegen hat. Seit dieser Zeit hat sie sich stets hilflos und ängstlich gefühlt. Sie hatte Angst vor der Zukunft und der Welt. Sie traute sich nicht, in einer eigenen Wohnung zu leben oder zu reisen, und hielt sich im Haus ihrer Eltern auf. Vor 10 Jahren hat ihr Partner sie verlassen und seitdem ist sie depressiv.

Stressphase: anhaltende Angst und Depression

Regenerationsauslöser: Bewusstmachen der Stressauslöser und der emotionalen Verbindung und Arbeit mit einem META-Health-Professional

Regenerationsphase: körperliche Müdigkeit und erhöhter Schlafbedarf (Pseudodepression)

Genesung: Nach der META-Health-Therapie ist sie ganz allein nach Indien gereist und hat ihr Medikament auf 20 Milligramm Zetrathilin pro Tag verringert. Sie hat zudem begonnen, in einer eigenen Wohnung zu leben und zu schlafen, und leidet nur gelegentlich noch unter Panikattacken. Zu den eingesetzten Therapien zählten das Auflösen von Ängsten und die Arbeit mit dem Gefühl der Hilflosigkeit (Emotionen). Die Lebenskraft wurde durch Bach-Blütenessenzen sowie Atemtherapie und Meditation gestärkt; zudem hat sie mit Yoga begonnen. Ihre neuen Lernstrategien für den Umgang mit der Angst basieren auf dem Einsatz von TFT (Bearbeiten von Glaubenssätzen, Panik und dem Gefühl, nicht gut genug zu sein).

Helle Maximilla Antares, META-Health-Master-Practitioner, Partnerin der ANTARES-Academy und Inhaberin von Integrativterapi.com

Thalamus

Eine Frau, 62 Jahre alt (Wechseljahre abgeschlossen), rechtshändig, leidet an Schlaflosigkeit.

Organreaktion: (–/+)

Stressauslöser: Selbstverzicht

Im Alter von 17 Jahren durchlebte sie innerhalb von 3 Tagen mehrere traumatische Erfahrungen:

1. Sie war schwanger und ihre Mutter hatte ihr vorher schon gedroht, sie werde sie aus dem Haus werfen, wenn sie schwanger würde. Obwohl Abtreibungen zur damaligen Zeit in den USA nicht erlaubt waren, entschied sie sich dennoch dafür. Der Prozess war schrecklich, schmerzhaft und wurde auf dem heimischen Küchentisch durchgeführt. Während des Vorgangs empfand sie starke Schmerzen, vor allem im Kopf, und konnte eine Zeit lang nichts sehen. Gefühle von Schmerz, Schuld, Angst und Überforderung stürmten auf sie ein.

2. Sie lag krank im Bett, als ihre Mutter rief, dass es im Haus brenne: Der Weihnachtsbaum hatte Feuer gefangen und die Mutter rannte aus der Wohnung. Allein und voller Panik versuchte sie, ihre beiden Hunde zu retten. Sie war sicher, dass das Feuer eine Strafe darstelle und eine Folge dessen sei, was sie getan hatte.

3. Nach dem Brand war sie im Haus einer Verwandten und gebar das abgetriebene Kind allein im Badezimmer. Sie hatte die ganze Zeit Angst, jemand könne es bemerken. Ihr war übel, sie hatte extreme Schmerzen und ihr Freund, der sich ebenfalls im Haus befand, half ihr weder bei der Geburt noch hinterher.

Stressphase: Sie empfand tiefe Schuld und war mit der Situation völlig überfordert. Von diesem Zeitpunkt an lief immer wieder ein automatischer innerer Dialog ab, ausgelöst durch Stress und Schuldgefühle: „Das ist einfach zu viel. Das Leben ist zu hart. Ich kann damit nicht umgehen. Es wäre einfacher, wenn ich sterben würde". Ihr Schlaf wurde im Verlauf ihres Lebens immer schlechter, speziell nachdem sie 2 Jahre später ein gesundes Mädchen zur Welt gebracht hatte (– wodurch das ungelöste Trauma der ersten Schwangerschaft erneut ausgelöst wurde). Als wir begannen, gemeinsam an den Themen zu arbeiten, schlief sie bereits seit rund 10 Jahren im Durchschnitt nur 2 bis 3 Stunden pro Nacht und nicht einmal diese am Stück.

Regeneration: Die Regeneration trat nach einem Zeitraum von mehreren Wochen gemeinsamer Arbeit ein, zusammen mit Symptomen der Erschöpfung und dem Bedürfnis nach langem, tiefem Schlaf.

Genesung: Mit dem Trauma und den Stressauslösern waren viele Schichten und jahrelange Belastungen verbunden. Zu den eingesetzten META-Health-Therapien zählten die Demartini-Methode, Körperanker-Techniken und eine „Access Consciousness Clearing"-Aussage zur Heilung der vergangenen Traumen und der Gefühle von Schuld, Angst, Überforderung und Aufgebenwollen (Emotionen). Die Klientin schläft inzwischen 5 bis 7 Stunden am Stück.

Bella Dodds, META-Health-Master-Practitioner, META-Kinetics-Practitioner

Kapitel 6

Der META-Health-Test

Dieser META-Health-Test soll Ihnen wichtige Erkenntnisse über Ihre Symptome vermitteln und Ihnen helfen, Ihren individuellen Weg zu Meta-Gesundheit zu finden.

Machen Sie sich zunächst bewusst, was Ihre Symptome und Beschwerden sind. Erstellen Sie eine Liste der Symptome, die Sie aktuell wahrnehmen. Beginnen Sie mit den körperlichen oder psychischen Symptomen, die Ihnen wirklich zu schaffen machen. Orientieren Sie sich dabei bitte nicht an medizinischen Diagnosen, sondern achten Sie auf Ihre körperlichen *Empfindungen* und darauf, wo genau Sie sie wahrnehmen. Beispiele:
– Symptom: Schmerzen am unteren Rücken, beim 3. Lendenwirbel / Organ: Knochen – Wirbelsäule
– Symptom: Ekzem, Entzündung und Jucken / Organ: Haut – an der Außenseite des rechten Arms

Notieren Sie nun Ihre eigenen Symptome:

Symptom: ....

Organ: ....

Symptom: ....

Organ: ....

Symptom: ....

Organ: ....

Symptom: ....

Organ: ....

Symptom: ....

Organ: ....

Nach dieser ersten Bestandsaufnahme bearbeiten Sie bitte den nachfolgenden Meta-Health-Test. (Seiten 159–160)

Die 12 Fragen

1. **Welches Symptom oder welche Beschwerden, welche Erkrankung möchten Sie als erste bearbeiten, transformieren und heilen?**

   Ihr Symptom: ....

   Zugehöriges Organ: ....

2. **Wie *fühlen* Sie sich, wenn Sie an Ihr Symptom denken?**
   - ☐ *Ich kenne seine Bedeutung und fühle mich daher entspannt und zuversichtlich.*
   - ☐ *Ich kenne die Bedeutung nicht, ich bin ängstlich, verwirrt, gestresst.*

3. **Was *denken* Sie grundsätzlich über Ihre Symptome?**
   - ☐ *Meine Symptome sind Signale und Lektionen, aus denen ich etwas lerne.*
   - ☐ *Meine Symptome sind ohne tiefere Bedeutung, da liegt irgendein Fehler vor, ein Problem, irgendetwas stimmt nicht.*

4. ***Wann* genau begann Ihr (ausgewähltes) Symptom sich zu zeigen?**
   - ☐ *Das kann ich genau angeben.*
   - ☐ *Ich weiß es nicht genau, bin mir nicht sicher.*

   Erläuterung: ....

5. **Wodurch wurde das Symptom ausgelöst?**
   - ☐ *Ich kenne das belastende Ereignis / die Situation, die es ausgelöst hat.*
   - ☐ *Ich weiß es nicht, bin mir nicht sicher.*

   Erläuterung: ....

6. **Ist Ihr Symptom der Stressphase oder der Regenerationsphase des Heilungsprozesses zuzuordnen?**
   - ☐ *Ich ordne es der Stressphase / der Regenerationsphase zu.*
   - ☐ *Ich weiß es nicht.*

   Erläuterung: ....

7. Mit welchem spezifischen *Stressauslöser* hängt Ihr Symptom zusammen?
   ☐ *Ich kenne den Stressauslöser.*
   ☐ *Ich weiß es nicht, bin mir nicht sicher.*

   Erläuterung: ....

8. Mit welcher spezifischen *Emotion* hängt Ihr Symptom zusammen?
   ☐ *Ich kenne die Emotion.*
   ☐ *Ich weiß es nicht, bin mir nicht sicher.*

   Erläuterung: ....

9. Mit welcher *Überzeugung* hängt Ihr Symptom zusammen?
   ☐ *Ich kenne diese Überzeugung.*
   ☐ *Ich weiß es nicht, bin mir nicht sicher.*

   Erläuterung: ....

10. Welche speziellen *Therapien* werden für Ihr Symptom und Ihre aktuelle Situation empfohlen?
    ☐ *Ich kenne die empfohlenen Therapien.*
    ☐ *Ich weiß es nicht, bin mir nicht sicher.*

    Erläuterung: ....

11. Wissen Sie, welche *Maßnahmen* Sie ergreifen können, um die Selbstheilung zu fördern?
    ☐ *Ja, das weiß ich.*
    ☐ *Nein, ich weiß es nicht, bin mir nicht sicher.*

    Erläuterung: ....

12. Konnte der Sie derzeit behandelnde Arzt oder Therapeut Ihnen diese Fragen hier zufriedenstellend beantworten?
    ☐ *Ja*
    ☐ *Nein*

    Erläuterung: ....

Die Auswertung

Was meinen Sie nun, nachdem Sie diesen Test bearbeitet haben: Wie haben Sie abgeschnitten? Haben Sie ein gutes Gefühl in Bezug auf Ihre Antworten? Konnten Sie die Fragen leicht beantworten oder haben Sie womöglich zum ersten Mal über diese Themen und Zusammenhänge nachgedacht?

Anhand der folgenden Richtwerte können Sie Ihr Ergebnis einstufen:

9 bis 12 positive Antworten

Sie sind auf dem besten Weg zu Meta-Gesundheit! Sie glauben an die Weisheit Ihres Körpers und vertrauen Ihrer Körperintelligenz. Symptome machen Ihnen keine Angst – im Gegenteil: Sie heißen sie willkommen und sehen sie als Möglichkeit, mehr über sich selbst und das Leben zu erfahren.

5 bis 8 positive Antworten

Es ist an der Zeit, Ihre Überzeugungen zum Thema Krankheit zu überdenken. Vertiefen Sie Ihre Kenntnisse und Ihr Verständnis für die Intelligenz Ihres Körpers. Nehmen Sie Ihre gesundheitlichen Probleme einmal näher unter die Lupe und entdecken Sie Ihren Weg zu Meta-Gesundheit.

0 bis 4 positive Antworten

Werfen Sie einen kritischen Blick auf Ihre Überzeugungen und Glaubenssätze zum Thema Gesundheit und fragen Sie sich, wie wichtig Ihnen Ihre Gesundheit ist. Sind Sie bereit, Ihre veralteten Ansichten über Gesundheit loszulassen? Sind Sie gewillt, die Initiative zu ergreifen und herauszufinden, wie Sie sich selbst meta-heilen können?

Kapitel 7

META-Health-Selbsthilfe-Empfehlungen

In diesem Buch war bereits wiederholt von der META-Health-Therapie (oder kurz: META-Therapie) die Rede. Als „Therapie" bleibt sie natürlich den dafür zertifizierten Spezialisten (Therapeuten) vorbehalten, denen sie in META-Health-Ausbildungsseminaren vermittelt wird. Zu dieser Therapie gehören allerdings auch einige allgemeine Verhaltensempfehlungen, die in einem Buch wie dem vorliegenden, das über Selbsthilfemöglichkeiten informieren will, ebenfalls ihren Platz haben.

Die Definition von Wahnsinn ist:
immer wieder das Gleiche tun und andere Ergebnisse erwarten.
Albert Einstein

Die angestrebte Verhaltensänderung beginnt mit dem Verstehen, dass Stressauslöser die Startpunkte für einen Erkrankungs- und Heilungsprozess sind. Dabei geht es allerdings im Grunde genommen weder um den Stressauslöser selbst noch um die Situation an sich, sondern um das, was wir subjektiv mit dieser Lebenssituation assoziieren und was sie für uns belastend macht. Eine Situation erzeugt Stress, wenn sie unerwartet und dramatisch ist, wenn wir nicht oder nur schwer darüber reden können und keine Strategie haben, wie wir damit umgehen sollen.

Was Sie mit bestimmten Lebenssituationen assoziieren, das hängt von Ihren Überzeugungen und Werten ab sowie von den Gefühlen, die Sie auf der Grundlage dieser Überzeugungen empfinden. Aus diesem Grund konzentriert sich die META-Therapie auf die Autoregulation der Stressauslöser, Emotionen und Überzeugungen, die mit dem Symptom verbunden sind.

Sobald Sie die hochintelligente, aber größtenteils unbewusste Verbindung zwischen Organ, Belastung, Emotion und Überzeugung einmal erlebt haben, wird sich Ihre Sicht grundlegend ändern. Es ist so, als würde man etwas entdecken, von dem man immer wusste, dass es existiert, das man aber nicht greifen konnte. Vielleicht hatten Sie immer schon das Gefühl, dass die Reaktionen Ihres Organismus logisch oder intelligent sind, konnten es aber nicht verstandesmäßig begründen oder in Worte fassen.

Das hat sich nun glücklicherweise geändert. Sie haben es nicht nur irgendwo gelesen, sondern konnten sich gleich selbst davon überzeugen, wie es sich anfühlt, die Verbindung zwischen Organ, Belastung, Emotion und Überzeugung zu spüren und bewusst zu erleben.

Sie wissen jetzt um die Intelligenz Ihres Körpers und sind vielleicht bereit, META-Health für die Autoregulation Ihres Organismus einzusetzen und sich Ihres wahren inneren Selbst bewusst zu werden. Das ist mehr als nur ein Weg zur Heilung – es ist ein Weg der Bewusstwerdung und des inneren Wachstums.

> Sie sind ein bewusstes Wesen, das eine körperliche Erfahrung macht, und Ihr Körper gibt Ihnen Hinweise darauf, wie Ihre nächste „Lektion" aussieht. Nutzen Sie die Chance und hören Sie zu. Horchen Sie tief in sich hinein. Vertrauen Sie der Intelligenz Ihres Körpers.

Warum Sie das tun sollten? Weil er realer ist als Ihr Verstand. Ihr Verstand und Ihr Ego (Ihr Schmerzkörper) können Sie täuschen. Ihr Verstand hat Ihnen schon häufig einen Streich gespielt und wird es wieder tun. Im Gegensatz dazu ist Ihr Körper geradlinig und einfach. Er sendet Ihnen klare Botschaften, die wir Symptome nennen. Nehmen Sie sie wahr und lassen Sie sich davon transformieren!

Entscheiden Sie sich für eine gesunde Lebensweise!

Das wird in Bezug auf Ihr Bewusstsein und Ihre Gesundheit ein großer Schritt nach vorn sein. Vorbeugend aktiv zu werden ist der erste Schritt. Sie wissen doch, was Sie brauchen, um gesund zu sein, oder? Das wissen wir eigentlich alle. Aber meistens sind wir so sehr in unser tägliches Leben eingebunden und so beschäftigt, dass wir *vergessen*, gesund zu leben. Vielleicht mangelt es aber auch an der Motivation, die notwendigen Änderungen vorzunehmen? Ich schlage Ihnen daher vor, mindestens fünf triftige Gründe (Motivationen) für einen gesunden Lebensstil zu notieren, bevor Sie weiterlesen. Denn nur wenn Sie zu 100 Prozent motiviert sind, werden Sie auch aktiv.

Zum Thema „Gesund leben" finden sich in der Literatur und im Internet zahllose Forschungsergebnisse und Informationen und ich habe dem nicht viel hinzuzufügen. Die folgenden Leitlinien sind Ihnen sicher nicht ganz neu, aber sie mögen Ihnen trotzdem helfen, positive Veränderungen vorzunehmen, die sowohl Ihre Vitalität als auch Ihre emotionale und mentale Energie steigern. Sie werden widerstandsfähiger gegen Stressfaktoren und erweitern Ihre natürlichen Selbstheilungsfähigkeiten.

Ernährung

- Weniger ungesunde Kohlenhydrate (Zucker, industriell verarbeitete Kohlenhydratprodukte …)
- Weniger ungesunde Proteine (Öle, rohes Fleisch …)
- Mehr gesunde Kohlenhydrate (Gemüse, Obst …)
- Mehr gesunde Proteine (mageres Fleisch, Tofu, Bohnen …)

- Gemüse und Früchte mit hohem Wasseranteil
- Trinken Sie viel Wasser!
- Wann haben Sie Ihren Körper das letzte Mal entgiftet? Leber, Haut, Magen und Darm werden es Ihnen danken.

Wenn Sie das Gefühl haben, Ihre Ernährung nicht gleich radikal umstellen zu wollen oder zu können, dann beginnen Sie mit kleinen Schritten. Laden Sie Ihren Teller nicht mehr ganz so voll oder ersetzen Sie beispielsweise frittierte Lebensmittel durch gegrillte oder gedünstete. Verzichten Sie einmal 4 Wochen lang auf Softdrinks und Limonaden.

Übungen für Körper und Geist

- Praktizieren Sie täglich *META-Health-Fitness*. (Nähere Informationen hierzu finden Sie im nachfolgenden Kapitel und im Internet unter: www.META-Health.org)
- Sie können natürlich auch andere Übungen täglich ausführen, die Körper und Geist ansprechen und den Schwerpunkt auf tiefe Atmung und Bewusstheit legen, beispielsweise Yoga, Pilates, Tai-Chi, Qigong oder Meditation.

Alle Zellen Ihres Körpers mit Atem und Lebensenergie zu füllen hat eine beeindruckende Wirkung. Sie werden um Jahre jünger aussehen und sich auch so fühlen. Insbesondere während des Durchlaufens eines Heilungsprozesses kann der Einsatz solcher Übungen sehr hilfreich sein.

Soziale Kontakte

- Verbringen Sie mehr Zeit mit Freunden und Familie.
- Schaffen Sie sich ein sicheres Umfeld, in dem Sie Ihre Gefühle mitteilen können. Liebe ist eine große Heilerin.

- Seien Sie mutig und gestalten Sie eine ausgeglichene, von tiefer Liebe erfüllte Liebesbeziehung und ein Liebesleben, das Sie mit Kraft erfüllt.
- Achten Sie auf die *sozialen* Aspekte der Verbindung von Körper, Geist und Umfeld. Unsere Umgebung hat einen starken Einfluss auf uns.
- Gestalten Sie Ihr Leben bewusst und im Einklang mit Ihrem Weg und Ihren Zielen im Leben.

Ihre höhere Bestimmung

- Entdecken Sie Ihre wahre Berufung und Bestimmung. Finden Sie Ihre innere Quelle und verbinden Sie sich mit ihr.
- Geben Sie Ihrem Leben einen tieferen Sinn. Leben Sie bewusst und mit Begeisterung!

Forschungen haben gezeigt, dass bereits kleine Veränderungen der Lebensweise große Auswirkungen haben können. Setzen Sie sich zum Ziel, sich jeden Tag ein wenig zu verbessern. Nach drei Monaten werden Sie erstaunt sein, wie viel gesünder, vitaler und glücklicher Sie sich fühlen …

Das META-Health-Fitnessprogramm

META-Health Fit ist ein Fitnessprogramm für Körper und Geist, das auf Bewegung, Atmen und dem Bewusstsein für die Verbindung von Organen und Gefühlen beruht. Jeder, der atmen kann, kann es zu Hause oder (zunächst) gemeinsam mit einem Lehrer anwenden.

Die eigenen Glaubenssätze in Bezug auf Gesundheit zu erneuern und zu wissen, welche Stressfaktoren, Emotionen und Überzeugungen sich auf bestimmte Organe auswirken (und welche Symptome dies hervorruft) – das alles ist wichtig. Einen echten Unterschied allerdings bewirkt erst die *praktische Anwendung*.

Wissen und Verstehen allein reichen nicht aus. *META-Health Fit* funktioniert, weil es althergebrachte Methoden mit den modernen Techniken von META-Health kombiniert, um die Selbstheilung zu fördern.

- Bewegung: Dehnen und Stärken von Körper und Organen
- Atmen: Steigern der Vitalität und Lebenskraft der Organe
- Verbindung zwischen Organen und Emotionen: Machen Sie sich Ihre Stressauslöser bewusst und geben Sie Ihren Organen die „Emotionen", die sie benötigen.
- Bewusstsein: Seien Sie präsent im Hier und Jetzt. Leben Sie bewusst, transformieren und heilen Sie sich selbst.

(Auf der Webseite www.fisslinger.com/metafit finden Sie kostenlose Webinare und Videos.)

META-Health Fit – der Organscan

Der erste Schritt zu Veränderung, Heilung und persönlichem Wachstum ist Bewusstsein. Nutzen Sie die ausgereifteste Technik, die uns zur Verfügung steht – die menschliche Wahrnehmung und Ihre Sinne –, um Ihr Energiefeld und den energetischen Zustand jedes Organs bewusst wahrzunehmen.

Die positiven Auswirkungen sind vielfältig. Durch das Verlagern Ihrer Aufmerksamkeit auf ein bestimmtes Organ nehmen Sie wahr, wie das Organ sich fühlt, und Sie können es energetisieren und seine Lebensenergie stärken. Diese Übung können Sie durchführen, wo immer Sie gerade sind (– selbst während Sie sich mit jemandem unterhalten oder am Schreibtisch sitzen). Nur beim Autofahren oder ähnlichen potenziell riskanten Aktivitäten sollten Sie die Übung natürlich nicht anwenden!

Suchen Sie sich ein beliebiges Organ aus (beispielsweise Leber, Augen oder Magen). Spüren Sie in das Organ hinein. Nutzen Sie Ihre Vorstellungskraft und Ihr kinästhetisches Empfinden, um die

Schwingung und Lebenskraft des Organs zu spüren. Bleiben Sie präsent. Beobachten Sie die Gedanken und lassen Sie sie einfach vorüberziehen.

Weiten Sie Ihr Bewusstsein und Ihre Sinneswahrnehmung aus. Bleiben Sie mit Ihrer Aufmerksamkeit im Inneren des Organs und spüren Sie nach:
- Wie fühlt sich die Energie des Organs an?
- Schwer? Leicht? Wie ist die energetische Qualität?
- Sehen oder fühlen Sie Farbe(n) im Inneren des Organs?
- Hell oder dunkel? Welche Farbe(n)?
- Welche Gedanken oder Gefühle steigen auf?

Das ist eine sehr einfache Übung, jeder kann sie ausführen. Am Anfang vertrauen Sie Ihren Gefühlen vielleicht noch nicht und Ihr Verstand meint möglicherweise, Sie würden sich das alles nur einbilden. Glauben Sie nicht alles, was Ihr Verstand Ihnen sagt. Vertrauen Sie auf die angeborene Intelligenz Ihrer Körper-Geist-Ganzheit. Horchen Sie einfach auf das, was Ihr Organ Ihnen zu sagen hat.

META-Health Fit – die Organatmung

Bevor Sie mit dieser Organatmung beginnen, sorgen Sie bitte dafür, dass Sie sich an einem ruhigen Ort befinden und ein paar Minuten lang nicht gestört werden.

Entscheiden Sie zunächst, mit welchem Organ (also mit welchem Symptom) Sie gerade arbeiten möchten.

Richten Sie Ihre Aufmerksamkeit und Ihr Gewahrsein auf das Organ, das Sie stärken möchten. Nehmen Sie das Gewebe wahr, spüren Sie, wie das Organ funktioniert. Verbinden Sie sich mit dem Organ und danken Sie Ihrer Körper-Geist-Ganzheit für ihre Intelligenz und ihre Fähigkeit zur Regeneration.

Beginnen Sie nun, tiefer in das Organ hineinzuatmen. Dehnen Sie das Gewebe des Organs bei jedem Einatmen (spüren Sie es körperlich oder stellen Sie es sich vor Ihrem inneren Auge vor). Bei jedem Ausatmen lassen Sie los. Nach 1 bis 2 Minuten wird Ihr Atem seinen eigenen Rhythmus gefunden haben, mit schnellen und starken Atemstößen sowohl beim Einatmen als auch beim Ausatmen. Versuchen Sie dabei, Ihre „Komfortzone", also den Bereich des Angenehmen, geringfügig zu überschreiten – atmen Sie ein wenig schneller, als Ihnen angenehm ist.

Nehmen Sie das Organgewebe bewusst wahr, atmen Sie tief in das Organ hinein. Spüren, sehen und / oder hören Sie nun den Stressauslöser (das negative oder belastende Gefühl), der in Ihrem Organ gespeichert ist. Atmen Sie tief und erlauben Sie Ihrem Bewusstsein, sich auszudehnen.

Schalten Sie nun um und konzentrieren Sie sich auf die *positive* Emotion (das *Gegenteil* des Stressauslösers) im Inneren Ihres Organs. Welches Gefühl *braucht* das Organ? Spüren, sehen und / oder hören Sie, wie das Organ sich entspannt und neue Energie und Lebenskraft tankt. Bleiben Sie bei diesem Bild und atmen Sie tief ein und aus.

Bleiben Sie wachsam und achten Sie auf intuitive Eindrücke. Nehmen Sie den tiefen Frieden wahr, der aus Ihrem Unterbewusstsein aufsteigt, und das Gefühl, sicher geführt zu werden. Schreiben Sie sich eventuell Wichtiges auf, insbesondere Dinge, die Sie *tun* wollen.

Denn nur dann, wenn Sie selbst aktiv werden, werden Sie eine gesunde Lebensweise erreichen und an Körper und Geist heil werden.

META-Health-Events

Wenn dieses Buch Ihr Interesse dafür geweckt hat, META-Health zu praktizieren, an Live- oder Online-Veranstaltungen zu META-Health teilzunehmen oder Kurse zu *META-Health Fitness* zu besuchen, dann finden Sie nähere Informationen dazu auf dieser Internetseite: www.meta-health.org/de

Über dieser Website können Sie auch Kontakt knüpfen zu META-Health-Trainern und Master-Trainern in Deutschland, Österreich und der Schweiz.

Informationen über weltweite Online-Events und Live-Trainings mit Johannes R. Fisslinger finden Sie im Internet unter:
www.fisslinger.com
www.metahealthuniversity.com

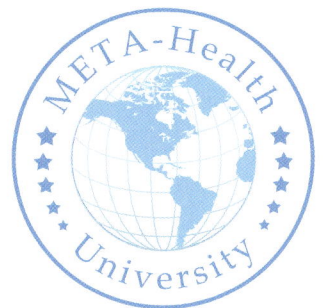

Anhang

Danksagung

Möglich gemacht wurde META-Health durch die bemerkenswerte Arbeit und Innovationskraft von Hunderten META-Medicine-Ärzten und META-Health-Professionals und Trainern rund um den Erdball. Sie wenden META-Health und META-Medicine täglich an, mit erstaunlichen Ergebnissen bei ihren Patienten und Klienten.

Ich möchte speziell allen META-Health-Master-Trainern danken: Dr. Anton Bader, Dr. Kwesi Anan Odum, Susanne Billander, Lars Mygind, Rob van Overbruggen, Joanne Ross, Robert Waghmare, Richard Flook, Ave Sepp, Kaia-Kaire Hunt, Khaled Al-Damallawy, Helena Tuula Kujama, Tron Enger, Bent Madsen und Dagfrid Kolås.

Mein besonderer Dank geht an Dr. Gitte Retbøll, Dr. Kwesi Anan Odum, Marianne Zoi Antares, Helle Maximilla Antares, Magdalena Szpilka und Lars Mygind für ihre Mitarbeit an diesem Buch sowie an alle META-Health-Professionals, die Fallbeispiele für das Buch geliefert haben.

Danke an alle, die direkt oder indirekt an der Entwicklung und Förderung von META-Health beteiligt waren und sind und die weltweit Menschen dabei unterstützen, sich der natürlichen Weisheit ihres Körpers und Geistes bewusst zu werden und ein gesünderes, erfüllteres Leben zu führen.

Mein besonderer Dank gilt meiner Frau Yuan, meinen Kindern Alessandro und Victoria und meiner Familie, die mich auf meinem Lebensweg stets unterstützt hat.

Johannes R. Fisslinger

Literaturverzeichnis

Das Fundament von META-Health ist die beeindruckende Arbeit der Experten in aller Welt, die eine Medizin betreiben, die Körper und Geist gleichermaßen einbezieht. Die im Folgenden genannten Bücher, die auch Anregungen für das vorliegende Buch geliefert haben, können Ihnen dabei helfen, sich mit dieser Denkweise und Arbeit weiter vertraut zu machen.

Chopra, Deepak: *Jung bleiben – ein Leben lang*, Burgrain: KOHA, 2011

Craig, Gary: *Durch Selbstanwendung zur Energiebalance. EFT-Grundlagen*, Wien: G & G Kinder- u. Jugendbuch, 2011

Craig, Gary: The EFT Manual (Everyday Eft: Emotional Freedom Techniques), Not Avail, 2011

Goleman, Daniel: *Emotionale Intelligenz*, München: dtv, 2011

Hamer, Ryke Geerd: *Krebs – Krankheit der Seele*, Köln: Amici di Dirk, 1994

Harrington, Anne (Hrsg.): *The Placebo Effect: An Interdisciplinary Exploration*, Harvard University Press, 1999

Katie, Byron: *Lieben, was ist. Wie vier Fragen Ihr Leben verändern können*, München: Goldmann, 2002

Lipton, Bruce: *Intelligente Zellen. Wie Erfahrungen unsere Gene steuern*, Burgrain: KOHA, 2008

McCall, Timothy: *Yoga as Medicine*, Bantam, 2007

O'Connor, Joseph / Seymour, John: *Neurolinguistisches Programmieren: Gelungene Kommunikation und persönliche Entfaltung*, Kirchzarten bei Freiburg: VAK, 2010

Ornish, Dean: The Spectrum: A Scientifically Proven Program to Feel Better, Live Longer, Lose Weight, and Gain Health, Ballantine Books, 2008

Tolle, Eckhart: *Jetzt! Die Kraft der Gegenwart*, Bielefeld: Kamphausen, 2012

van Overbruggen, Rob: *Healing Psyche*, Booksurge Publishing, 2006

Weil, Andrew: *Heilung aus eigener Kraft*, München: Goldmann, 1999

Über den Autor

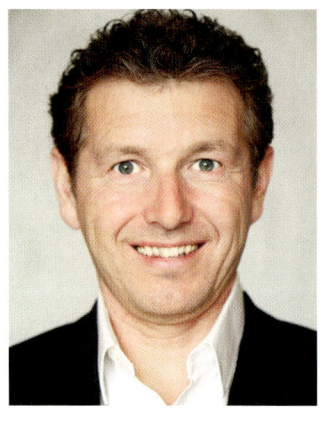

Johannes R. Fisslinger (Jahrgang 1963) ist seit 25 Jahren im Bereich der Gesundheitsvorsorge und der integrativen Medizin tätig und hat auf der Grundlage seiner Erfahrungen das META-Health-Programm entwickelt. Er ist außerdem NLP-Practitioner, Hypnotherapeut und Biofeedback-Experte und hat weitere Ausbildungen in Farbtherapie, Meditation und Yoga. 2005 erwarb er in den USA den Ph.-D.-Grad in *Health Psychology*.

Johannes Fisslinger hält weltweit Seminare und Vorträge zu META-Health® und organisiert Ausbildungen und Kongresse. Er lebt mit seiner Frau und seinen zwei Kindern in Los Angeles (– und zeitweise in Deutschland, um auch hier sein META-Health-Programm zu verbreiten).

Jacques Martel:
Mein Körper – Barometer der Seele
Das psychosomatische Lexikon, das schon beim Lesen hilft

Leseprobe: www.vakverlag.de

Warum hat es mich erwischt? Warum habe ich gerade diese Krankheit bekommen? Auf diese Fragen gibt der Psychotherapeut Jacques Martel Antworten. Er hilft jedem zu verstehen, welche Signale die Seele in körperlichen Krankheiten auszudrücken versucht. Ein Lexikon zum Nachschlagen der Symptome, das mehr als nur Informationen bietet: Eine besondere Lesetechnik trägt dazu bei, dass die Leser ihre inneren Weichen auf ein positives Lebensgefühl umstellen.

Komplett aktualisierte und stark erweiterte Neuausgabe!

672 Seiten, Hardcover (16 x 22,5 cm)
ISBN 978-3-86731-097-0

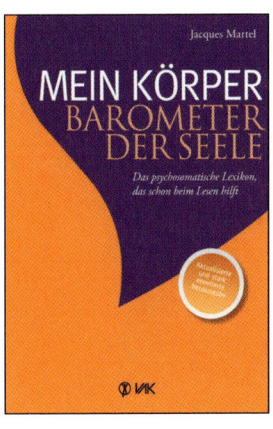

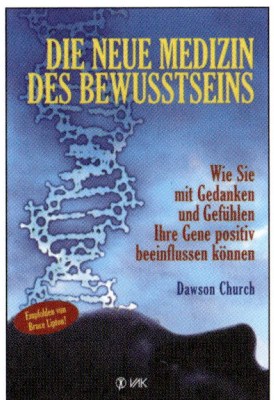

Dawson Church:
Die neue Medizin des Bewusstseins
Wie Sie mit Gedanken und Gefühlen
Ihre Gene positiv beeinflussen können

Leseprobe: www.vakverlag.de

Unsere Gene sind kein Schicksal, das berichtete das Magazin GEO. Jedes einzelne Gen verfügt über „Schalter", wodurch es „an- oder ausgeknipst" werden kann. Diese neue „Medizin des Bewusstseins" konnte wissenschaftlich belegt werden und bedeutet: Nicht die Gene bestimmen Persönlichkeit und Krankheitsrisiken, sondern die „Schalter", die wir selbst positiv beeinflussen können: durch unser Denken, unsere Gefühle, unseren Lebensstil – von Affirmationen, über Beten und Meditieren bis hin zur Klopfakupressur.

Jetzt in überarbeiteter und stark erweiterter Neuausgabe!
392 Seiten, 80 Fotos und Abbildungen, Paperback (15 x 21,5 cm)
ISBN 978-3-86731-086-4

William L. Wolcott, Trish Fahey:
Metabolic Typing
Essen, was mein Körper braucht

Leseprobe: www.vakverlag.de

Es gibt viele Ernährungsarten, die Gesundheit und Leistungsfähigkeit versprechen. Und jede hat ihren Platz und funktioniert – nur eben nicht für jeden. Der Grund: Menschen unterscheiden sich in vielen Facetten ihres Stoffwechsels. Was für den einen gesund und leistungsfördernd ist, ist dem anderen abträglich. Diese neue Methode bestimmt die vielen individuellen Facetten des eigenen Stoffwechsel-Typs mit einem umfangreichen Fragebogen zum Selbstauswerten. So kann jeder die Ernährung finden, die ihm entspricht und die ihm gut tut.

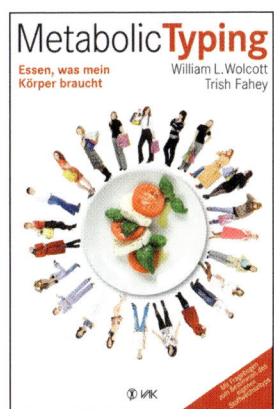

302 Seiten, 20 Abb. und zahlr. Tabellen, Paperback (15 x 21,5 cm)
ISBN 978-3-86731-107-6

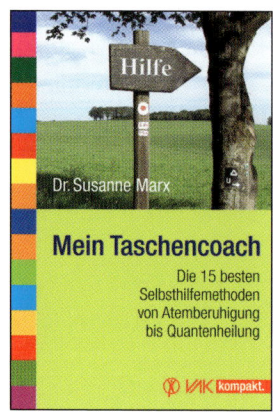

Dr. Susanne Marx:
Mein Taschencoach
Die 15 besten Selbsthilfemethoden von Atemberuhigung bis Quantenheilung
Leseprobe: www.vakverlag.de

Dieses kompakte Nachschlagewerk bietet Soforthilfe im praktischen Pocket-Format und einen Überblick über die Top 15 der besten Selbsthilfetechniken. So gelingt es Ihnen, aus dem oft verwirrenden Angebot an Selbsthilfetechniken genau die Methode auszuwählen, die für Sie am besten geeignet ist. In diesem kleinen Ratgeber werden zudem erstmals die bewährtesten Methoden aus westlichen und östlichen Traditionen aufgeführt. Sie sind leicht anzuwenden, äußerst effektiv und helfen sofort.

128 Seiten, Flexocover (10 x 15,5 cm)
ISBN 978-3-86731-052-9

Joseph O'Connor, Jane Seymour:
Neurolinguistisches Programmieren: Gelungene Kommunikation und persönliche Entfaltung
Leseprobe: www.vakverlag.de

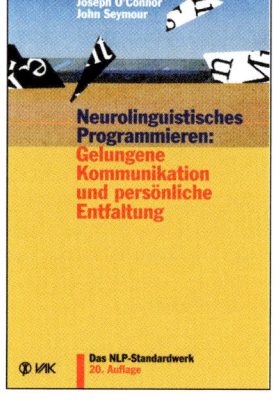

Diese umfassende Gesamtdarstellung beschreibt anschaulich die wesentlichen Grundlagen, Methoden und Instrumente des NLP, zum Beispiel: wie Sie Ziele formulieren und erreichen; wie Sie Zugang zur Welt der anderen erhalten; wie Sie sich neue Fähigkeiten, Verhaltensweisen und Gefühle aneignen; wie Sie Ihre Erfahrungen in den passenden Rahmen stellen.
Mit seinem systematischen Aufbau, seiner klaren und humorvollen Sprache sowie zahlreichen Beispielen dient das Buch sowohl als Standardlektüre für NLP-Interessierte wie auch als Nachschlagewerk für fortgeschrittene NLP-Anwender.
360 Seiten, 20 Abbildungen, Paperback (13 x 20,5 cm)
ISBN 978-3-86731-070-3

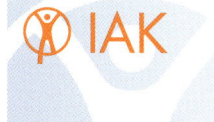

IAK GmbH – Forum International
Eschbachstr. 5 – D-79199 Kirchzarten
Tel. +49(0)7661-9871-0 – Fax +49(0)7661-9871-49
info@iak-freiburg.de – www.iak-freiburg.de

Das **IAK – Forum International** veranstaltet laufend Kurse in Kinesiologie, Kraniosakral-Therapie, manueller Körperarbeit, energetischer Psychologie, Kurse zu Ernährung, Schüßlersalzen, Blütentherapie u.v.a.m. Seit 1982 haben wir uns als internationale Begegnungsstätte für praktische und innovative Methoden etabliert.

Das *Neue Denken* hat in letzter Zeit das Bewusstsein vieler Menschen für eine neue Weltsicht und Lebensführung geöffnet. Auf dieser Grundlage wurden faszinierende Methoden entwickelt: Frank Kinslows *Quantum Entrainment*®, Richard Bartletts *Matrix Energetics*, die *HerzIntelligenz*®-*Methode* und weitere Entwicklungen, die wir Ihnen in unserem Seminarzentrum vorstellen.

Mehr Informationen auch über Seminare von Richard Moss in Kirchzarten finden Sie unter: **www.iak-freiburg.de**. Gerne schicken wir Ihnen unser Kursprogramm zu.